U0273817

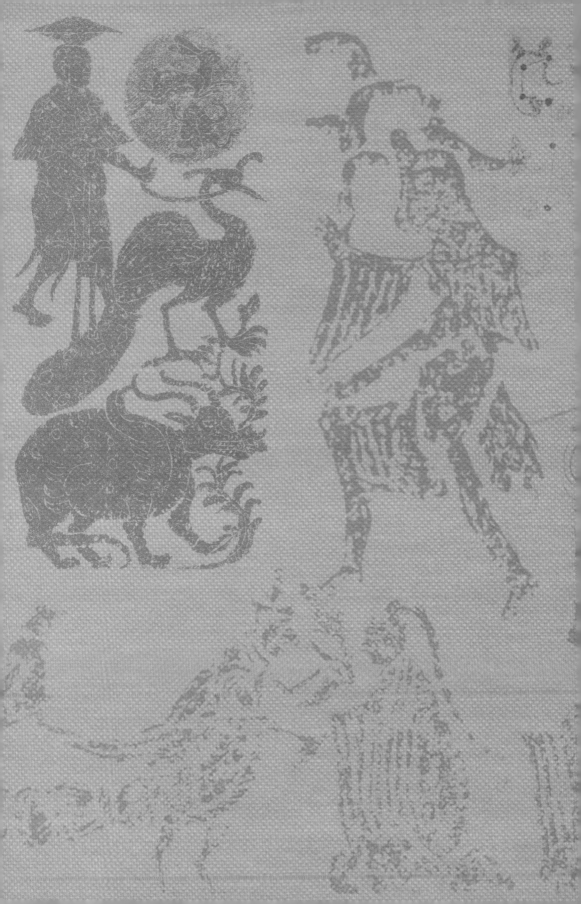

中国古医籍整理丛书

坤 元 是 保

南宋·薛 轩 辑

林士毅 周 坚 滕依丽 郑国志 校注

中国中医药出版社

·北 京·

图书在版编目（CIP）数据

坤元是保/（南宋）薛轩辑；林士毅等校注 . —北京：中国中
医药出版社，2015.1（2021.8 重印）
（中国古医籍整理丛书）
ISBN 978 - 7 - 5132 - 2181 - 8

Ⅰ.①坤… Ⅱ.①薛… ②林… Ⅲ.①中医妇产科学—
中国—南宋 Ⅳ.①R271

中国版本图书馆 CIP 数据核字（2014）第 280511 号

中 国 中 医 药 出 版 社 出 版
北京经济技术开发区科创十三街 31 号院二区 8 号楼
邮政编码 100176
传真 010 64405721
廊坊市祥丰印刷有限公司印刷
各地新华书店经销

*

开本 710×1000 1/16 印张 10 字数 110 千字
2015 年 1 月第 1 版 2021 年 8 月第 2 次印刷
书 号 ISBN 978 - 7 - 5132 - 2181 - 8

*

定价 29.00 元
网址 www.cptcm.com

国家中医药管理局
中医药古籍保护与利用能力建设项目
组织工作委员会

主 任 委 员 王国强

副 主 任 委 员 王志勇　李大宁

执 行 主 任 委 员 曹洪欣　苏钢强　王国辰　欧阳兵

执行副主任委员 李　昱　武　东　李秀明　张成博

委　　　　员

各省市项目组分管领导和主要专家

（山东省）武继彪　欧阳兵　张成博　贾青顺

（江苏省）吴勉华　周仲瑛　段金廒　胡　烈

（上海市）张怀琼　季　光　严世芸　段逸山

（福建省）阮诗玮　陈立典　李灿东　纪立金

（浙江省）徐伟伟　范永升　柴可群　盛增秀

（陕西省）黄立勋　呼　燕　魏少阳　苏荣彪

（河南省）夏祖昌　刘文第　韩新峰　许敬生

（辽宁省）杨关林　康廷国　石　岩　李德新

（四川省）杨殿兴　梁繁荣　余曙光　张　毅

各项目组负责人

王振国（山东省）　王旭东（江苏省）　张如青（上海市）

李灿东（福建省）　陈勇毅（浙江省）　焦振廉（陕西省）

蔡永敏（河南省）　鞠宝兆（辽宁省）　和中浚（四川省）

项目专家组

顾　问　马继兴　张灿玾　李经纬
组　长　余瀛鳌
成　员　李致忠　钱超尘　段逸山　严世芸　鲁兆麟
　　　　郑金生　林端宜　欧阳兵　高文柱　柳长华
　　　　王振国　王旭东　崔　蒙　严季澜　黄龙祥
　　　　陈勇毅　张志清

项目办公室（组织工作委员会办公室）

主　任　王振国　王思成
副主任　王振宇　刘群峰　陈榕虎　杨振宁　朱毓梅
　　　　刘更生　华中健
成　员　陈丽娜　邱　岳　王　庆　王　鹏　王春燕
　　　　郭瑞华　宋咏梅　周　扬　范　磊　张永泰
　　　　罗海鹰　王　爽　王　捷　贺晓路　熊智波
秘　书　张丰聪

前　言

中医药古籍是传承中华优秀文化的重要载体，也是中医学传承数千年的知识宝库，凝聚着中华民族特有的精神价值、思维方法、生命理论和医疗经验，不仅对于传承中医学术具有重要的历史价值，更是现代中医药科技创新和学术进步的源头和根基。保护和利用好中医药古籍，是弘扬中国优秀传统文化、传承中医学术的必由之路，事关中医药事业发展全局。

1949 年以来，在政府的大力支持和推动下，开展了系统的中医药古籍整理研究。1958 年，国务院科学规划委员会古籍整理出版规划小组在北京成立，负责指导全国的古籍整理出版工作。1982 年，国务院古籍整理出版规划小组召开全国古籍整理出版规划会议，制定了《古籍整理出版规划（1982—1990）》，卫生部先后下达了两批 200 余种中医古籍整理任务，掀起了中医古籍整理研究的新高潮，对中医文化与学术的弘扬、传承和发展，发挥了极其重要的作用，产生了不可估量的深远影响。

2007 年《国务院办公厅关于进一步加强古籍保护工作的意见》明确提出进一步加强古籍整理、出版和研究利用，以及

"保护为主、抢救第一、合理利用、加强管理"的方针。2009年《国务院关于扶持和促进中医药事业发展的若干意见》指出，要"开展中医药古籍普查登记，建立综合信息数据库和珍贵古籍名录，加强整理、出版、研究和利用"。《中医药创新发展规划纲要（2006—2020)》强调继承与创新并重，推动中医药传承与创新发展。

2003～2010年，国家财政多次立项支持中国中医科学院开展针对性中医药古籍抢救保护工作，在中国中医科学院图书馆设立全国唯一的行业古籍保护中心，影印抢救濒危珍本、孤本中医古籍1640余种；整理发布《中国中医古籍总目》；遴选351种孤本收入《中医古籍孤本大全》影印出版；开展了海外中医古籍目录调研和孤本回归工作，收集了11个国家和2个地区137个图书馆的240余种书目，基本摸清流失海外的中医古籍现状，确定国内失传的中医药古籍共有220种，复制出版海外所藏中医药古籍133种。2010年，国家财政部、国家中医药管理局设立"中医药古籍保护与利用能力建设项目"，资助整理400余种中医药古籍，并着眼于加强中医药古籍保护和研究机构建设，培养中医古籍整理研究的后备人才，全面提高中医药古籍保护与利用能力。

在此，国家中医药管理局成立了中医药古籍保护和利用专家组和项目办公室，专家组负责项目指导、咨询、质量把关，项目办公室负责实施过程的统筹协调。专家组成员对古籍整理研究具有丰富的经验，有的专家从事古籍整理研究长达70余年，深知中医药古籍整理研究的重要性、艰巨性与复杂性，履行职责认真务实。专家组从书目确定、版本选择、点校、注释等各方面，为项目实施提供了强有力的专业指导。老一辈专家的学术水平和智慧，是项目成功的重要保证。项目承担单位山东中医药大学、南京中医药大学、上海中医药大学、福建中医药大学、浙江省中医药研究院、陕西省中医药研究院、河南省中医药研究院、辽宁中医药大学、成都中医药大学及所在省市中医药管理部门精心组织，充分发挥区域间互补协作的优势，并得到承担项目出版工作的中国中医药出版社大力配合，全面推进中医药古籍保护与利用网络体系的构建和人才队伍建设，使一批有志于中医学术传承与古籍整理工作的人才凝聚在一起，研究队伍日益壮大，研究水平不断提高。

本着"抢救、保护、发掘、利用"的理念，该项目重点选择近60年未曾出版的重要古医籍，综合考虑所选古籍的保护价值、学术价值和实用价值。400余种中医药古籍涵盖了医经、基础理论、诊法、伤寒金匮、温病、本草、方书、内科、外科、女科、儿科、伤科、眼科、咽喉口齿、针灸推拿、养生、医案医话医论、医史、临证综合等门类，跨越唐、宋、金元、明以迄清末。全部古籍均按照项目办公室组织完成的行业标准《中医古籍整理规范》及《中医药古籍整理细则》进行整理校注，绝大多数中医药古籍是第一次校注出版，一批孤本、稿本、抄本更是首次整理面世。对一些重要学术问题的研究成果，则集中收录于各书的"校注说明"或"校注后记"中。

"既出书又出人"是本项目追求的目标。近年来，中医药古籍整理工作形势严峻，老一辈逐渐退出，新一代普遍存在整理研究古籍的经验不足、专业思想不坚定等问题，使中医古籍整理面临人才流失严重、青黄不接的局面。通过本项目实施，搭建平台，完善机制，培养队伍，提升能力，经过近5年的建设，锻炼了一批优秀人才，老中青三代齐聚一堂，有效地稳定了研究队伍，为中医药古籍整理工作的开展和中医文化与学术的传承提供必备的知识和人才储备。

　　本项目的实施与《中国古医籍整理丛书》的出版，对于加强中医药古籍文献研究队伍建设、建立古籍研究平台，提高古籍整理水平均具有积极的推动作用，对弘扬我国优秀传统文化，推进中医药继承创新，进一步发挥中医药服务民众的养生保健与防病治病作用将产生深远影响。

　　第九届、第十届全国人大常委会副委员长许嘉璐先生，国家卫生计生委副主任、国家中医药管理局局长、中华中医药学会会长王国强先生，我国著名医史文献专家、中国中医科学院马继兴先生在百忙之中为丛书作序，我们深表敬意和感谢。

　　由于参与校注整理工作的人员较多，水平不一，诸多方面尚未臻完善，希望专家、读者不吝赐教。

国家中医药管理局中医药古籍保护与利用能力建设项目办公室

二〇一四年十二月

许 序

"中医"之名立，迄今不逾百年，所以冠以"中"字者，以别于"洋"与"西"也。慎思之，明辨之，斯名之出，无奈耳，或亦时人不甘泯没而特标其犹在之举也。

前此，祖传医术（今世方称为"学"）绵延数千载，救民无数；华夏屡遭时疫，皆仰之以度困厄。中华民族之未如印第安遭染殖民者所携疾病而族灭者，中医之功也。

医兴则国兴，国强则医强。百年运衰，岂但国土肢解，五千年文明亦不得全，非遭泯灭，即蒙冤扭曲。西方医学以其捷便速效，始则为传教之利器，继则以"科学"之冕畅行于中华。中医虽为内外所夹击，斥之为蒙昧，为伪医，然四亿同胞衣食不保，得获西医之益者甚寡，中医犹为人民之所赖。虽然，中国医学日益陵替，乃不可免，势使之然也。呜呼！覆巢之下安有完卵？

嗣后，国家新生，中医旋即得以重振，与西医并举，探寻结合之路。今也，中华诸多文化，自民俗、礼仪、工艺、戏曲、历史、文学，以至伦理、信仰，皆渐复起，中国医学之兴乃属必然。

迄今中医犹为国家医疗系统之辅，城市尤甚。何哉？盖一则西医赖声、光、电技术而于20世纪发展极速，中医则难见其进。二则国人惊羡西医之"立竿见影"，遂以为其事事胜于中医。然西医已自觉将入绝境：其若干医法正负效应相若，甚或负远逾于正；研究医理者，渐知人乃一整体，心、身非如中世纪所认定为二对立物，且人体亦非宇宙之中心，仅为其一小单位，与宇宙万象万物息息相关。认识至此，其已向中国医学之理念"靠拢"矣，虽彼未必知中国医学何如也。唯其不知中国医理何如，纯由其实践而有所悟，益以证中国之认识人体不为伪，亦不为玄虚。然国人知此趋向者，几人？

国医欲再现宋明清高峰，成国中主流医学，则一须继承，一须创新。继承则必深研原典，激清汰浊，复吸纳西医及我藏、蒙、维、回、苗、彝诸民族医术之精华；创新之道，在于今之科技，既用其器，亦参照其道，反思己之医理，审问之，笃行之，深化之，普及之，于普及中认知人体及环境古今之异，以建成当代国医理论。欲达于斯境，或需百年欤？予恐西医既已醒悟，若加力吸收中医精粹，促中医西医深度结合，形成21世纪之新医学，届时"制高点"将在何方？国人于此转折之机，能不忧虑而奋力乎？

予所谓深研之原典，非指一二习见之书、千古权威之作；就医界整体言之，所传所承自应为医籍之全部。盖后世名医所著，乃其秉诸前人所述，总结终生行医用药经验所得，自当已成今世、后世之要籍。

盛世修典，信然。盖典籍得修，方可言传言承。虽前此50余载已启医籍整理、出版之役，惜旋即中辍。阅20载再兴整理、出版之潮，世所罕见之要籍千余部陆续问世，洋洋大观。

今复有"中医药古籍保护与利用能力建设"之工程，集九省市专家，历经五载，董理出版自唐迄清医籍，都400余种，凡中医之基础医理、伤寒、温病及各科诊治、医案医话、推拿本草，俱涵盖之。

噫！璐既知此，能不胜其悦乎？汇集刻印医籍，自古有之，然孰与今世之盛且精也！自今而后，中国医家及患者，得览斯典，当于前人益敬而畏之矣。中华民族之屡经灾难而益蕃，乃至未来之永续，端赖之也，自今以往岂可不后出转精乎？典籍既蜂出矣，余则有望于来者。

谨序。

第九届、十届全国人大常委会副委员长

许嘉璐

二〇一四年冬

王 序

　　中医学是中华民族在长期生产生活实践中，在与疾病作斗争中逐步形成并不断丰富发展的医学科学，是中国古代科学的瑰宝，为中华民族的繁衍昌盛作出了巨大贡献，对世界文明进步产生了积极影响。时至今日，中医学作为我国医学的特色和重要医药卫生资源，与西医学相互补充、相互促进、协调发展，共同担负着维护和促进人民健康的任务，已成为我国医药卫生事业的重要特征和显著优势。

　　中医药古籍在存世的中华古籍中占有相当重要的比重，不仅是中医学术传承数千年最为重要的知识载体，也是中医为中华民族繁衍昌盛发挥重要作用的历史见证。中医药典籍不仅承载着中医的学术经验，而且蕴含着中华民族优秀的思想文化，凝聚着中华民族的聪明智慧，是祖先留给我们的宝贵物质财富和精神财富。加强对中医药古籍的保护与利用，既是中医学发展的需要，也是传承中华文化的迫切要求，更是历史赋予我们的责任。

　　2010 年，国家中医药管理局启动了中医药古籍保护与利用能力建设项目。这既是传承中医药的重要工程，也是弘扬优秀民族文化的重要举措，不仅能够全面推进中医药的有效继承和创新发展，为维护人民健康做出贡献，也能够彰显中华民族的璀璨文化，为实现中华民族伟大复兴的中国梦作出贡献。

相信这项工作一定能造福当今，嘉惠后世，福泽绵长。

国家卫生与计划生育委员会副主任

国家中医药管理局局长

中华中医药学会会长

二○一四年十二月

马 序

　　新中国成立以来，党和国家高度重视中医药事业发展，重视古籍的保护、整理和研究工作。自 1958 年始，国务院先后成立了三届古籍整理出版规划小组，分别由齐燕铭、李一氓、匡亚明担任组长，主持制订了《整理和出版古籍十年规划（1962—1972）》《古籍整理出版规划（1982—1990）》《中国古籍整理出版十年规划和"八五"计划（1991—2000）》等，而第三次规划中医药古籍整理即纳入其中。1982 年 9 月，卫生部下发《1982—1990 年中医古籍整理出版规划》，1983 年 1 月，保证了中医古籍整理出版办公室正式成立，中医古籍整理出版规划的实施。2002 年 2 月，《国家古籍整理出版"十五"（2001—2005）重点规划》经新闻出版署和全国古籍整理出版规划领导小组批准，颁布实施。其后，又陆续制定了国家古籍整理出版"十一五"和"十二五"重点规划。国家财政多次立项支持中国中医科学院开展针对性中医药古籍抢救保护工作，文化部在中国中医科学院图书馆专门设立全国唯一的行业古籍保护中心，国家先后投入中医药古籍保护专项经费超过 3000 万元，影印抢救濒危珍、善、孤本中医古籍1640余种，开展了海外中医古籍目录调研和孤本回归工作。2010年，国家财政部、国家中医药管理局安排国家公共卫生专项资金，设立了"中医药古籍保护与利用能力建设项目"，这是继1982～1986年第一批、第二批重要中医药古籍整理之后的又一次大规模古籍整理工程，重点整理新中国成立后未曾出版的重要古籍，目标是形成并普及规范的通行本、传世本。

为保证项目的顺利实施，项目组特别成立了专家组，承担咨询和技术指导，以及古籍出版之前的审定工作。专家组中的许多成员虽逾古稀之年，但老骥伏枥，孜孜不倦，不仅对项目进行宏观指导和质量把关，更重要的是通过古籍整理，以老带新，言传身教，培养一批中医药古籍整理研究的后备人才，促进了中医药古籍保护和研究机构建设，全面提升了我国中医药古籍保护与利用能力。

作为项目组顾问之一，我深感中医药古籍保护、抢救与整理工作的重要性和紧迫性，也深知传承中医药古籍整理经验任重而道远。令人欣慰的是，在项目实施过程中，我看到了老中青三代的紧密衔接，看到了大家的坚持和努力，看到了年轻一代的成长。相信中医药古籍整理工作的将来会越来越好，中医药学的发展会越来越好。

欣喜之余，以是为序。

中国中医科学院研究员

马继兴

二〇一四年十二月

校注说明

昆山郑氏女科是著名的家族世医，自南宋始，流传至今，有八百多年的历史。郑氏女科之学术以抄本为载体，本书为郑氏女科现存系列著作中成书最早的一部，是郑氏女科流派形成的奠基之作，具有较高的学术价值。

郑氏女科的始祖为薛将仕，据考证，薛将仕与本书作者薛轩可能同为一人（详见"校注后记"）。薛氏精于医术，尤善女科，凡经、带、胎、产诸症而求治者，均能应手奏效，故而声震东吴，人称"薛医产家"。薛氏无子嗣，将医术传于女婿郑公显（另一说，薛氏将医术传于女婿钱氏，钱氏亦无子嗣，复传医术于女婿郑公显），郑公显乃郑忆年五世孙。至此，郑氏专精女科，代代相传，中无间断，至今已历二十九代，形成了中外医学史上罕见的世医——"郑氏女科"。

本书长期在郑氏家族内部相传，从无刻本，外人很难得见。在流传过程中，郑氏子孙业医者根据自己的临床实践和学术见解不断修订完善本书，使本书内容不断丰富，现所见《坤元是保》已非薛氏当年所著之原貌。至于各个时代本书的面貌，今日已无从考据。从书中参用朱丹溪、李东垣、刘完素等医家以及明代方论来看，本书可能定型于明代。最早引用本书，见于明代王肯堂《肯堂医论·下卷·妇科验方》，摘录《坤元是保》医论、方剂数条。经对照，所引内容与今本基本相同，也支持了本书定型于明代的推测。根据《中国中医古籍总目》和我们实地调研，现存《坤元是保》共有10个不同抄本，其主体内容除个别字句、编排顺序外，几乎完全一致，应是根据同本抄录而成。

比较现存本书各种抄本，最佳抄本当属上海图书馆藏小楷本（简称"上图楷本"），内容完整，错误较少，故本次整理以之为底本。上海图书馆藏行书本（简称"上图行本"）行文体例与小楷本相似，内容完整，虽错字、漏抄较多，但可作为主校本。另外，上海中医药大学图书馆藏无格本（简称"上中医无格本"）、蓝格本（简称"上中医蓝格本"）作为参校本。

本次校注，对原书进行整理研究，力求保持本书原貌。

1. 校勘采用"四校"（对校、本校、他校、理校）综合运用的方法，以对校为主，辅以本校、他校，理校则慎用之。

2. 凡底本无误，校本有误者，不出校记；凡底本与校本互异，义均可通，以底本义胜者，不出校记；凡底本与校本互异，义均可通，以校本义胜者，不改原文，出校记说明；底本确为讹错，则在文中改正，出校记说明。

3. 本次整理，统一改为简体横排，加以现代标点。凡底本中表示书中方位的"右"、"左"，均相应径改为"上"、"下"，不再出校。

4. 异体字、古今字、俗写字统一改为标准简化字，不出校记。如 酽—酽、啣—衔、恥—耻、逈—迥、叅—参、莾—莽、盃—杯、躁—躁、弔—吊、致—致、覩—睹、煖—暖、甦—苏、囬—回、効—效、痺—痹、疎—疏、欬—咳、嵩—专、仝—同、徧—遍、妬—妒、殀—夭、臈—腊、偪—逼、鎗—枪、邌—遁、闇—暗、絃—弦、欵—款、殭—僵、襍—杂等。通假字一律保留，并出校记说明。

5. 明显的错误之处直接在正文中改正，如烦燥—烦躁、脏燥—脏躁，不出校记。

6. 书中"脏腑"与"藏府"混用，症状的"症"与证候的"证"不分，为保持古籍原貌，本次整理未予改动。

7. 不规范的药名予以径改。如山查—山楂、只壳—枳壳、只实—枳实、子苏—紫苏、草麻子（仁）—蓖麻子（仁）、砵砂—朱砂、射香—麝香、吉梗—桔梗、梹榔—槟榔、斑毛—斑蝥、草菓—草果、五茄皮—五加皮、棕榈—棕榈、班猫—斑蝥、灵霄花—凌霄花、真珠—珍珠、扁蓄—萹蓄、括蒌—栝蒌、白藓皮—白鲜皮、豨莶草—豨莶草、兔丝子—菟丝子、姜蚕—僵蚕、落石藤—络石藤、白芨—白及等。

8. 对于难读难认的字，注明读音并加释义，一般采用拼音和直音结合的方法标明之，即拼音加同音汉字。

9. 底本原有"李医郑氏家传万金方秘书初集"一卷，而他本均未见。因其非本书固有内容，且大部分内容可见于清代郑元良所编撰的《郑氏家传女科万金方》一书，故本次整理，未予收录。

10. 底本中尚抄录有非本书内容，为保持原貌，收入附录。另外，"上图行本"续集卷末附抄的"生化汤""安坤至宝丹""交骨不开方"三方有一定的临床参考价值，也收入附录中。其他抄本所抄录的非本书固有内容未予收录。

11. 底本开卷即是"坤元是保"诗文一篇，因其内容是阐述下卷"绛都春"词所编号之方剂，故本次整理将其移入下卷，以便与续集中"坤元是保续集备考"诗文统一。

12. 底本卷上有诊脉图两幅、手足经图一幅，因原图已模糊不清，故本次校注时不作影印，皆重新绘制。图的框架结构照旧，但文字改为简化字。

13. 原书续集无目录，本次整理，根据正文内容重新编排目录。将原目录中"增补坤元是保万金方编号绛都春词目录"移至下卷。

14. 为便于检索，此次整理将书中方剂在书末编以"方名索引"。

15. 原书中方剂药物剂量有用"两""钱""分"等表示的，有用"上""中""下""上上""中中""下下"等表示，为古籍保持原貌，未予改动。

自　序①

　　妇人一科，古人称之曰难。爱必溺，憎易深，意最著，情实偏，牵恋生忧，憎恶蓄怨，嗜欲过于丈夫，感伤倍于男子，心结不散，此数者，病之根也，妇人兼之。而经、孕、产，又男子之所无。夫去病必去其根，根不去，苗必复发。妇人之病根于心，难乎为治，故曰难。

　　余少时习医，今古良方，靡不博览，焦心劳思四十余年，始得成帙，名《坤元是保》，诚屡试屡验不易得之奇方也。彼精金美玉，为用易尽，此用之不尽者也，秘之足以为恒产。其目始调经，次胎产，次杂症，简且备焉。编字号为常用之方，不编者备用之耳。后之人不可轻视苟传，虽翁婿甥舅师弟之亲且切者，亦不可借观。余既矢②之矣，其毋犯。

隆兴三年九月薛轩著

自
序
——
一

---

　　①　自序：原有"坤元是保卷上 有吴薛轩仲昂氏辑"，今删，据文义补题。

　　②　矢：约誓。《尔雅·释言》："矢，誓也。"郭璞注："矢，相约誓。"

目 录

坤元是保

二

卷　上

诊脉图说①

人迎脉紧盛，大气口一倍，为风寒表症。气口脉紧盛，大人迎一倍，为伤食劳倦里症。人迎、气口并紧盛，为夹食伤寒。内伤外感，男病久则气口充于人迎，女病久则人迎充于气口，谓有胃气，虽重可治，反此为逆。

【左手】

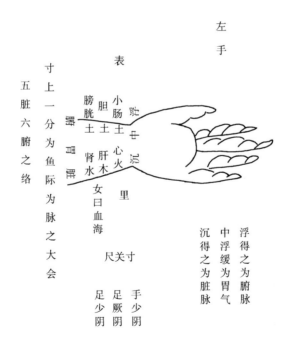

---

① 诊脉图说：篇名原缺，据"上中医无格本"补。

左手寸后关前一分为人迎，主表，行阳二十五度，以候天之六气，为外因，寒暑燥湿风热，为外感有余之症。人迎浮盛伤风，紧盛伤寒，虚弱伤暑，沉细伤湿，虚数伤热。

阳生于尺，动于寸，三阳从地起也。

阳六分、阳三分，为阳九分，三部相去。

浮得之为腑脉，中浮缓为胃气，沉得之为脏脉。

寸上一分为鱼际，为脉之大会，五脏六腑之络。

【右手】

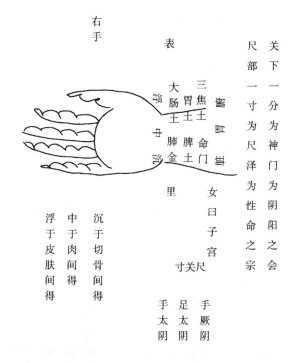

右手寸后关前一分为气口，主里，行阴二十五度，以候人之七情，为内因，喜怒忧思悲恐惊之内伤。喜者脉散，怒者脉急，忧者脉涩，思者脉紧，恐者脉沉，惊者脉动，为内伤不足之症。

阴生于寸，动于尺，三阴从天生也。

阴三分、阴七分，为阴一寸，一寸九分。

浮于皮肤间得，中于肉间得，沉于切骨间得。

关下一分为神门，为阴阳之会。尺部一寸为尺泽，为性命之宗。

浮	为在表	浮	表风	里虚
沉	为在里	迟	表寒	里冷
数	为在腑	沉	表湿	里实
迟	为在脏	数	表热	里燥

诊　脉

诊脉之法，当以平旦，阴气未动，阳气未散，饮食未进，经脉未盛，气血未乱，络脉调匀，诊之为得。

男子左脉大右脉，女子右脉大左脉。男尺弱寸盛、女尺盛寸弱为顺。男得女脉、女得男脉为不足。

一息一至为败，为离经，为无魂，为夺精，为死。二呼一至为命绝，为怪。一呼再至、一吸再至为和平。少则为内寒，多则为内伤为内热。

外　因

紧则伤寒肾不移，虚缘伤暑向心推，涩多伤燥须观肺，细缓伤湿更看脾，浮或伤风肝即应，弱而伤热察心知，外因但把人迎审，细别六淫皆可医。

内　因

脾为思伤脉必结，心为喜伤脉必虚，肺为忧伤脉必涩，肝为怒伤脉必濡，肾为恐伤脉必沉，胆为惊伤动相胥，包络悲伤看脉紧，七情气口必多虞。

不内外因

劳神役虑受①伤心，虚涩之中仔细寻。劳役阴阳每伤肾，须由脉紧看来因。房帏任意伤心络，微涩脉中细忖度。疲剧筋力要伤肝，仔细思量脉弦弱。饥则缓弦脾受伤，饱则滑实而寻常。叫呼伤气须损肺，燥弱脉中岂能避。能通不内不外因，生死吉凶都在是。

外因者，六淫之邪也；内因者，七情之偏也；不内外因者，饮食劳倦跌扑也。浮沉迟数滑涩者，六脉也。浮者为阳、为表、为风、为虚也，沉者为阴、为里、为湿、为实也，迟者在脏、为寒、为冷、为阴也，数者在腑、为热、为燥、为阳也，滑者多血气少也，涩者气滞血衰也。八要者，表里虚实寒热邪正也；八脉者②，浮沉迟数滑涩大缓也。表者，脉浮以别之，病不在里也；里者，脉沉以别之，病不在表也。虚者，脉涩以别之，五虚也；实者，脉滑以别之，五实也。寒者，脉迟以别之，脏腑积冷也；热者，脉数以别之，脏腑积热也。邪者，脉大以别之，外实干邪也；正者，脉缓以别之，外不干邪也。洪弦长散，浮之类也；伏实短牢，沉之类也；细小微败，迟之类也；疾促紧急，数之类也；动摇流利，滑之类也；芤虚结滞，涩之类也；坚实钩革，大之类也；濡弱柔和，缓之类也。

---

① 受："上中医无格本"作"定"，义胜。
② 表里……八脉者：原脱，据"上中医无格本"补。

奇经八脉始终

冲脉为阴脉之海，始于气冲①，上行通谷、幽门，至胸中而散，皆足少阴之经也。

督脉为阳脉之海，始于下极②之俞，由会阴历长强循脊中上行，至大椎与手足三阳之脉交会。

任脉始于中极之下曲骨穴，由会阴而行腹，终于承浆。以上二脉皆起于会阴，盖一源而分三歧。

带脉始于季胁下一寸八分，回身一周，如束带然。

阳跷脉起于足踝中申脉穴，循外踝而行也。阴跷脉亦始于跟中照海穴，循内踝而行也。跷者，捷也，二脉皆起于足，故取跷捷之名。

阳维脉所发别于金门，以阳交为郄，与手足太阳及跷脉会于臑前，与手足少阳会于大髎及会肩井，与足少阳会于阳白，上本神、临泣、正营、脑空，下至风池，与督脉会于风府、哑门，此阳维之起于诸阳之会也。阴维③之郄曰筑宾，与足太阴会于腹哀、大横，又与足太阴、厥阴会于府舍、期门，又与任脉会于天突、廉泉，此阴维之起于诸阴之交也。维者，络也，阳维、阴维，维络于身，为阴阳之维纲也。

阳维为病，苦寒热也；阴维为病，苦心痛也。阳跷为病，阴缓而阳急也；阴跷为病，阳缓而阴急也。冲之为病，气逆而

---

① 气冲：即气冲穴，属足阳明胃经。也谓"气街"，如《素问·骨空论》："冲脉者，起于气街。"

② 下极：原作"极下"，据"上中医无格本"及《难经·二十八难》乙正。下极指躯干最下部，下极之俞即会阴穴。

③ 阴维：其后原衍"阳维"，据医理删。

里急也。督之为病，脊强①而厥冷也。任之为病，其内苦结②，男为七疝，女为瘕聚也。带之为病，腰胀腹痛，溶溶若坐水中也。八脉虽难，于六脉诊出③，然明医暗卜亦所当考，故备载之。

寸口表里脉诀

寸浮中风头发痛，芤主积血在胸中，滑必知其多呕逆，实生寒热是其踪，弦处胸门生急痛，洪来热闷入心宫，微患苦寒并痃逆，沉寒痰饮在于胸，缓多背项肩疼痛，涩知胃气血痹风，迟为心胁多寒气，伏是胸膛积气攻，濡定汗多兼气弱，虚阳失道是④溶溶，紧当头痛心胸满，表里方知寸口穷。

关中表里脉诀

关浮虚胀仍飧泄，芤必宜防粪血鲜，滑主胃寒多呕逆，实满⑤其腹如鼓然，弦为中冷小腹痛，紧自应知心痛缠，洪是脾热加呕吐，微为心冷气相连，沉知中脘有虚积，缓系筋疼藏毒焉，涩为血败多脾痛，迟多不食吐寒涎，伏缘水气当溏泻，在濡中州虚且寒，弱定胃中有虚热，表里须知关脉全。

---

① 脊强："上中医无格本"作"脊弱"。按《素问·骨空论》："督脉为病，脊强反折"；《难经·二十九难》："督之为病，脊强而厥"；当以"脊强"为是，谓角弓反张义。

② 结："上中医无格本"作"急"。按《素问·骨空论》："任脉为病，男子内结七疝，女子带下瘕聚。"《难经·二十九难》："任之为病，其内苦结。"当以"结"为是，谓经气结聚于内之义。

③ 八脉……诊出："上中医无格本"作"八脉虽由六脉诊出"。

④ 是："上图行本"作"汗"，义胜。

⑤ 满：原作"瞒"，据医理改。

尺脉表里脉诀

尺脉浮时涩大肠，肾衰尫即血便黄，便赤滑经血不利，赤涩实尿无禁防，阴位弦兮为痛脉，绕脐紧急痛难当，尿便洪盛皆有血，血小微微下痢溏，肿则沉迟寒数热，脉来缓者气风僵，腹冷涩时热便数，白浊迟迟寒在肠，关后伏冷疝瘕食，下虚濡见补为良，气小弱时虚发热，尺中表里得其详。

六　　极

雀啄连来三五啄，屋漏半日一点落，弹石来硬寻即散，搭指散乱真解索，鱼翔似有一如无，虾游静中忽跳跃，寄语医家勿误看，六证由来不下药。

手足经图

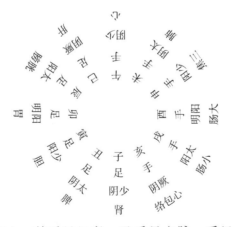

足少阳胆也，其手足经者，乃手足之脉。手经脉自两手起，足经脉自两足起。以十二辰言之，盖阴生于午，阴上生，故曰手经；阳生于子，阳下生，故曰足经。上下昭明，所以成人。心、肺、心包络在上属手经，肝、脾、肾在下属足经，亦其意也。藏府同为手足经，乃其合也。心包络非藏也，三焦非府也。膻中者，臣使之官，喜乐出焉，在胸主两乳间，为气之海，然心主为君。三焦者，决渎之官，水道出焉，三焦有名无形，上合于手心主，下合于右肾，主谒道诸气，名为使者，共为十二经。

十二经脉始终

未，手太阴肺，始于中焦，终于次指内廉，出其端。酉，手阳明大肠，始于大指次指之端，终于上，挟鼻孔。卯，足阳明胃，始于鼻交频中，终于食指间，出其端。丑，足太阴脾，始于足大指之端，终注心中。午，手少阴心，始于心中，终循小指之内，出其端。戌，手太阳小肠，始于小指之端，终抵鼻，至目内眦，斜落于颧。辰，足太阳膀胱，始于目眦，终于小指内侧，出其端。子，足少阴肾，始于足小指之下，终注胸中。亥，手厥阴心包络，始于胸中，终循小指次指，出其端。申，手少阳三焦，始于小指次指之端，终至目锐眦。寅，足少阳胆，始于目眦，终于小指次指，循大指内，出其端，贯爪甲，出三毛。巳，足厥阴肝，始于足大指丛毛之上，终注肺中。

手之三阳，从手走头；足之三阳，从头走足。高能接下也。足之三阴，从足走腹；手之三阴，从腹走手。下能趋上也。

经 候 脉

女人尺脉常盛，而右手脉大，乃其常也。若肾脉微涩，或浮或滑，而断绝不匀，或肝脉沉而急，皆经闭不调之候也。

妇人之病，四时所感，六淫七情所伤，治法与男子同。唯胎前产后、七癥八瘕、崩漏带下等症为异，故别著方。究其所因，多由月水不调，变生诸症，当细诊其脉，审其冷热而调之。先期而行，血热也，法当清之；过期而行，血寒也，法当温之。然欲投药，又必先察其脉，辨外感寒热气食之有无，而后可也。且经行之际，与产不殊，将①理失宜，为害不浅。若被惊，则血气错乱，经脉渐渐不行。逆于上，则从口鼻中出；逆于身，则为血分劳瘵。若其时劳力太过，则生虚热，亦为疼痛之根。若喜怒，则其气逆，气逆则血逆，逆于腰腿心腹背胁之间，遇经行则重而痛，过期又安。若怒极伤肝，则必有眼晕呕吐之症，加之经脉渗漏于其间，遂成窍血淋沥不止，以至内虚、中风、病风、感冷、病冷，不急治之，崩漏、带下、癥瘕之病来矣。

妇女右手寸脉浮长于鱼际者，气盛也。盖女子善怀多妒忌而易于郁结，不遂意而忿懑，塞于胸中，由是而血日消，气日盛，阴阳交争，乍寒乍热，食减形羸，百病蜂起，宜融号主之。然此症尼姑、寡妇、士大夫商贾之妻及长年闺女有之，盖相思相忆所致也。厥阴肝脉，弦出寸口，又上鱼际者，阴盛也，有所思而致之也。盖男子精盛以思室，女子血盛以怀夫，理固然也。肝脉弦出寸口，脉足征也。

崩　漏　脉

脉洪数而疾，漏血赤白，日下数升。诊之而急疾者死，迟者生；紧大者死，虚小者生。

血大下不可为寒，然血既崩矣，其人必虚，当以大补气血。东垣言主于寒而不言热者，间有之耳，热其常也。丹溪谓有虚有热，虚则溜下，热则流通。《内经》曰阴虚阳搏谓之崩，斯得

---

① 将：将养。此下原衍"调"字，据"上中医无格本"删。

之矣。

天癸既绝有年矣，经忽大至，腹痛而身热口渴者，曰崩。天癸正盛，及期而暴涌不止者，曰漏。漏属阳而崩属阴，不可以不辨。

带 下 脉

妇人带下六极之病，脉浮则为肠鸣腹满①，紧则为腹中痛，数则阴中痒痛生疮，弦则阴户掣痛。凡漏下赤白不止，诊脉虚小者生，实大者死。

虚 痨 脉

气虚则脉细，或缓而无力，右脉常弱。血虚则脉大，或数而无力，左脉常弱。阳虚脉迟，阴虚脉紧。男子久病，气口脉强则生，弱则死。女人久病，人迎脉强则生，弱则死。经云，脉来细而微者，气血俱虚；小者，气血俱少。又或浮大，或弦数大者，痨也；弦者，亦痨也。大者易治，血气未衰，可敛而止也；弦者难治，血气已耗而难补也。若双弦则贼邪侵脾，加数便危矣。

胎 脉

血旺气衰应有孕，血衰气旺定无妊。寸微关滑尺偏数，流利往来雀啄频。胎脉只此可以断，千金不易传其真。

---

① 满："上中医无格本"作"痛"。

肾有二，中为命门①，命门者，男以藏精，女以系胞。若三部浮沉正等，按之无绝者为孕。初时寸脉微小，呼吸五至。三月而尺数也，滑疾而按之散者，胎已三月也。重而按之不散，疾而不滑者，五月也。

四五月知男女法：左疾为男，右疾为女，俱疾为生二子；又得太阴脉为男，太阳脉为女，太阴脉沉，太阳脉浮；又左手沉实为男，右手浮大为女；又尺脉左大为男，右大为女，左右俱大生二子，大者如实状。

产　脉

欲产脉离经，沉细滑无根，身重体热寒且战，舌下之胎黑复青，反舌上冷子死腹，面赤舌青儿损神，唇口俱青沫频出，子母并不留其魂，面青舌赤②沫不止，母死腹中儿尚生。

离经者，离乎经常之谓，非《难经》所谓一呼三至者比。脉虽离经，而腰不痛者，未产也，待腰腹痛甚方产。诊尺脉急如切绳转珠者，将产也。

脉离经，沉细而滑者，固知其将产也，有五可畏焉。血下如注，漏极③胞干，其胎必死，一也；心腹急痛，面青汗冷，产母气绝，二也；血方直下，胎反冲上，四肢厥冷，母子两亡，三也；堕胎举重，至于倾跌，子死腹中，血崩不止，胎无出路，

---

　　①　肾有二，中为命门："上中医无格本"作《难经》曰：左曰肾，右曰命门"。考"两肾间命门说"是明代赵献可及清代陈士铎、陈修园、林佩琴等医家的观点，此应是郑氏后人在传抄本书时受其影响而擅改所为，非本书原来所持《难经》"左肾右命门说"之观点。

　　②　赤："上中医无格本"作"青"。

　　③　极："上中医无格本"作"竭"。

以伤母生，四也；不知安慰，反使①惊骇，至于血逆，势必伤身，五也。

产 后 脉

产后扶虚，以消瘀血，脉却宜虚。叔和曰：新产之脉，缓滑者吉，沉细附骨不绝者吉，实大弦急者危，寸口焱疾不调者死。

杂 症 脉

悉载《难经》，最宜熟读，玩索有得，终身用之有不能尽，非神圣工巧，不可轻言。故望闻问切，医家兼用，无可耻者，可耻在不知脉而妄诊。苟能由诊而得其微芒最善，若其未能，不若详问之，无失矣。问必从其急者治之，不可治其末而遗其本。

调 经

天癸曰经，亦曰月水，亦曰潮水，以其一月一至如潮之信也，信则无疾。一月两至，血热而多也；两月一至，血冷而少也。血热则行，血冷则凝；行则凉之，凝则温之。

男子二八而阳道通，八八而阳道绝；女子二七而阴道通，七七而阴道绝。绝而复育，是名野合，野合之子，率多不寿。

年逾七七而天癸不绝者，血有余也，不可以止，但令依②时不腰痛为上。年逾四十而经事一月两至者，多成淋病。

① 使："上中医无格本"作"生"。
② 依："上图行本"作"行"，义胜。

经至即避风寒，禁洗浴，节食戒气，自然疾病不生①，否斯至矣。血热则行，寒则凝，人固知之矣，而不知所以寒之热之之道，未可以言知也。贵在抑其气以行其血，血盛气衰为从，从则百病不生，孕育乃成。故调经秘诀曰：抑气行血，血盛气行，妙不容言。但抑气须审其人之②虚实耳。

经水有枯闭者，有不及期者，有过期者，有妄行者，有色淡者，有成紫黑块者，有痛者③。枯闭为血枯，不及期为血热，过期为血虚且少，妄行为气乱错经，色淡为胃中有痰，紫黑块为血热甚，未来作痛为血热气滞，既来作痛为气血两虚，欲净犹痛为血虽行而滞气未尽。

经候时行时止，或淋沥不断，腹中时痛，其脉沉细，盖寒热邪气客于胞中④，非虚弱而冲任不调也。夫邪气留滞血海，譬之患在食积，下痢不止，积⑤有所去，病⑥斯愈矣。其治法立方，一一详载如下。

经水不止，按其右手尺脉空虚，乃气血两脱也。轻按其脉数疾，举之弦紧、或涩，乃阳脱而阴火亦亡也。或见热症于口鼻眼，或渴⑦，乃阴躁而阳欲先去也。并用和号，则命门之虚脱补矣。

经候渐少，以至不通，手足骨肉烦疼，日渐羸瘦，每发潮热，而其脉微数者，由阴虚血弱，阳往乘之，杯水不救车薪火，

② 之："上中医无格本"此下有"本元平常"四字。

③ 有痛者："上中医无格本"作"又有来时作痛者"。

④ 中：原脱，据"上图行本"补。

⑤ 积：原脱，据"上图行本"补。

⑥ 病：原脱，据"上图行本"补。

⑦ 渴："上图行本"此下有"而不引饮"四字。

一三

火逼水竭而津液斯干矣。法当养血益阴，切勿以毒药攻之，服又号。咳嗽吐痰带血者，服报号。气喘急者，去参。有鬼胎癥块，经候不通者，服乍号。

经水过多，吸吸少气，脐腹极冷，汗出如雨，尺脉微小者，冲任虚衰，气不能固也。当补其气，灸关元百壮，穴在脐下正中三寸。

经行过四五日，腹中绵绵走痛者，血行气滞未尽行也，服瑞号。

妇人肥胖，经事或两三月一行者，痰盛而躯脂闭塞经脉也，服霭号。

经行色淡如黄浆，心胸嘈①杂汪洋者，胃中有湿痰也，霭号加细辛、苍术。

经水紫黑作痛，成块而出者，便不得指为风冷，而用温热之剂。盖风冷一说，一书之论偶中而识之，非常道也。经云：亢则害，承乃制。热甚者，必兼水化，热则紫，甚至黑者，变之常也。况妇人性鄙且热，嗜欲倍焉。五志之火，恒烛于中，而风冷必外入，经必痛。或不痛者，久则郁而变热矣。且血寒则凝，今既行而紫黑矣，犹云寒乎？其或有风寒乘袭者，百一焉耳。

经先断而后病水，名血分，而难治。先病水而后经水断，名水分，而易治。

妇人经漏不止者，前阴气血脱下矣。水泄不止者，后阴气血脱下也。后阴主有形之物，前阴为精气之户，病人周身血气常行秋冬肃杀之令，无春夏生长之气，寒湿太甚，二阴血气俱

---

① 嘈：饿，欲食。此处同"嘈"。

脱，法当泻寒以热，除阴①以燥，大升大举，以助生长之令，补血养气，以深②生长之根，服霁号。

过期者，瘦人为血少，先宜补血，服色号，稍加桃仁、红花为生血之使。肥人为夹痰，阻滞升降而气虚矣，霭号去地黄，加参、芪。

经闭有因脾虚而不能生血者，有因脾伤而反耗血者，有因胃火而血消烁者，有因兼损脾胃而血衰者，有劳伤心、怒伤肝而血衰者，有肾水不足生肝而血衰者，有肺虚不能行血者。损其肺者益其气，损其心者调其营卫，损其脾者调其饮食、适其寒温，损其肝者缓其中，损其肾者益其精，不可轻认经闭血死而擅用通经破血之药。若血块凝结，的有实据，方可行血通经，用皇号、州号、春号、早号等药。

妇人子宫久冷，用翠号加干姜、肉桂各五钱。子宫大热，用翠号加黄柏、知母各六钱。不知冷热，厥夫自晓，不妨微询之也。如白带久，阳气下陷而有痰者，用翠号加白芷一两，或憓号亦可。

胎　前

求子当遘③于经事净绝后，天癸止而子宫开，五六日后而子宫闭。胎结于一二三日者生男，盖以新血未生，精胜于血也。胎结于四五日者生女，盖以新血既生，血胜于精也。

遘精之后，天癸不来，若病非病。六脉调匀而浮大者，胎之成也，便当安胎，节劳抑怒，以固其怀。盖以触动内火，不

---

① 阴："上图行本"作"湿"，义胜。
② 深："上图行本"作"保"。
③ 遘："构"的异体字。此处义同"媾"，交合。

能成造化之功，反能煎熬气血也。气血有亏，胎不固矣。风寒入于子宫，劳力伤乎冲任，并能损胎。胎伤于内，热而虚者，十居八九，安胎以涵养为先，服药为次。虽天癸三月不至，不宜便与安胎药，亦不可错认作病，必详审精密，而后无所失。

堕胎者，多因热与虚，间亦有风冷伤于子脏者，浓煎白术汤调服黄芩末，斯胜药也。若初胎三阅月堕，第二三胎又复如之，是孕至三月上属相火而堕也，后胎当饮安胎药于二阅月间。曾于几月堕胎者，必先一月以安之。二月竞号，三月飞号，四月玉号，五月勒号，六月争号，七月驰号。凡遇孕者，腹微痛而兼腰痛①者，即胎气不安也，即与都号。

孕成而天癸不断者，其症有三。有身肥而血盛气衰者，胎必不损，固不必治。有荣经伤于风而动其血者，则专治其风，经信自止，胎亦无虞。有胎衣不固，又为诸症所伤而漏下者，气虚而有热也，用门号去艾，加砂仁、香附，再服都号而后可。三症大相悬绝，不可不慎者也，其识之。

安胎之法有二：有因胎动而致母病者，止②安胎而母自愈；有因母病而致胎动者，止③母病而胎自安。然胎又不可不顾也，若不顾胎而但治病，胎一动则病危矣，复何治哉？

孕成辄思所欲食，得食即厌，时复呕吐者，俗所为病食也，宜服都号。肥者多痰，加半夏、陈皮；瘦者多火，加黄芩、柴胡。

安胎必用缩砂、黄芩者，一则胎多伤于怒气，当用砂仁以顺之；一则胎多伤于虚火喘逆，当用条芩以清之。夫条芩、白

① 痛：原脱，据"上图行本"补。
② 止：只，仅。
③ 止："上图行本"作"治"。

术，固胎之胜药也。俗谓芩寒而不用，岂知抑气清热者哉。有因火动胎逆上者，不可用大寒之药，急用黄芩、香附之类。有因血少而胎痛者，道号加香附为末，紫苏汤送下。有胎漏而不堕反致逾年不产，甚至二十余月者，是由气血不足，不能长养胚胎也，法当培养气血，道号加阿胶、白术、黄芩、砂仁、香附、糯米主之。此方最良，过期不产者并用之。

孕妇六七月暴下血水斗余者，其胎必随而堕，此非时而孤浆下也。

孕妇忽然口噤吐沫，不省人事而言语错乱者，道号合鳖号加麦冬、竹茹、远志、石菖蒲主之，钩藤散[①]、羚羊角散[②]亦可加减用之。若身重而瘖者，由胞络系于肾少阴之脉，贯于舌本故也，不须治之，产斯愈矣。若脏气不和，凑上心腹，胀满疼痛者，谓之子悬，用山号主之。临产惊恐，气结血不行而胎不下者，亦服山号以催生。有气血两亏，胎难荣养，四肢无力，疲倦羸瘦，饮食不思者，结号主之。平昔[③]恒堕胎者，亦服结号以安胎。有孕四五月无故悲泣不止如祟状者，为脏躁，绥号主之。有孕眩晕冷麻，甚至昏倒仆地者，为子痫，亦名儿风，人不易识，但验其平日眼目昏乱，认白为黑、认黑为白者是也，蓬号主之。有孕而遗尿不自觉者，为胎漏，莱号主之。淋漓不

---

① 钩藤散："上图行本"眉批"钩藤散：钩藤钩、当归、茯神、人参、桔梗、桑寄生，风热加黄芩、栀子、柴胡、白术，风痰加半夏、南星、竹沥，风胜加全蝎、僵蚕。"

② 羚羊角散："上图行本"眉批"羚羊角散：羚羊角、独活、防风、芎劳、当归、枣仁、茯苓神、杏仁、苡仁、木香、甘草、生姜（一方五加皮）。羚角辛凉以平肝火，防风、独活辛温以散风邪，茯神、枣仁宁神，芎、归活血，杏仁、木香利气，苡米、甘草调脾。此扶土所以抑木，故苡米亦治筋急拘挛之症。"

③ 昔：原作"惜"，据"上图行本"改。

通涩痛者，为子淋，先服岛号，更服向号主之。淋漓不通而不痛者，为转胞，晚号主之，加阿胶、冬葵子、木通、山栀煎服。子淋服此亦善，用螺葱膏贴脐中亦善。子淋、转胞二症，并宜八味丸、螺葱膏，系景号。

转胞者，胎前最恶①症也，两脉②似涩，重按③则弦，得之于忧患。涩为血不足，弦为气有余，血不足则胎弱不能自举，气有余则中焦不清而嗌，胎不自安而就下，胞不自转而被压，挤在一边，胞系了戾不通。胎若举起则胞系自疏，水道自利矣。此症多见于孕之三月，宜以门号服之，随以手抠喉间使吐，盖欲吊起其胎也。吐时必先平正端立，吐后更服一服立效。若僻处不便得药，宜用一门下著地而上阁于凳，令孕妇倒撞而睡，则胎自坠转，其溺溅出如注矣。否则外水不入，内溲不出，其何以生哉？

孕七八月伤暑热而烦，胎气逼近于上，咽喉窒碍，心腹胀满，下坠似痢，如厕须一炊久，忽而下气，方得大便一次，是名胎热子烦，旧用小柴胡汤下黄连阿胶丸，今用双号，俟大便如常，即以龙号继之。心胸烦闷，头目昏重，不思饮食，是名子烦，衔号主之。当暑伤热渴甚，饮水不止者，势必不嘉④，急以照号治之。

孕妇两足浮肿，甚至遍身肿大，行步艰难者，名曰胎水⑤，

---

① 恶："上图行本"作"要"。
② 两脉："上图行本"作"两尺脉"。
③ 按：原脱，据"上图行本"补。
④ 嘉：善、美。
⑤ 胎水："上图行本"眉批"方书名子气，妇人冲任素受血风，因妊娠而足肿。天仙藤散能解血中之风气，天仙藤、香附、乌药、陈皮、甘草，加紫苏三片，生姜、木瓜各三片。"

俗名皱脚。此症胞藏水血居多，大率易产。若以脾胃不实而使然，急以绛号治之。若兼喘急，大便不通，小便赤涩者，绡号主之。

孕后阴户出水不止者，是名泄肠，楼号主之。早晚寒热，上号主之。

孕妇腹内钟鸣、腹中儿啼者，异也。按方书治钟鸣用鼠穴中土为细末，研入麝香，陈酒调下。治儿啼用黄连浓煎汁，令母常常呷之，或以黄豆半升许，平铺地上，令母曲腰粒粒拾之，拾毕立效。

孕中生痈，人不易识，以薏苡仁煎汁饮，或用乌药五钱煎水一碗，将牛皮胶一两煎化调服。

未产乳下为乳泣，于母无损，而子必殇。

孕妇气滞而不能转运者，虑产可畏而气结也，山号主之。

孕六七月因争筑着力，子死腹中，恶露直下，痛不能胜而欲绝者，以彤号探之。若胎不损则痛止而子母俱安，既损则胎下而母全矣。

有怀两胎而一生一死者，由冷热失宜、气血损弱而胎燥不育也。其死者由遇寒或挟热而子偏夭也，候其胎上冷，是胎已死，急与彤号。

孕妇患热病多致堕胎，症与中暑相似，而脉可辨也。热病实而中暑虚，于伤寒各方审而治之。霍乱者，由饮食过度，触冒风寒，阴阳不和，清浊相干之所致也，亦能伤胎。察之为感风寒而伤饮食者，芝号主之。仅停滞饮食者，盖号主之。

苦于难产者，孕六七月后，决不宜稍犯房事，八九月即服底号，身肥服仰号，瘦服瞻号，临产服华号。有因坐草太早，稳婆胡揣①破胞下血，致胎干难转，横逆难生，或胞衣不下者，表号主之。月经不断，淋漓不止，崩漏之病，亦以表号主之。

雷电风雨、晦朔弦望、二社②五腊③、三元④六甲⑤、二至二分、四绝⑥四立、忌日诞辰、日食月蚀等辰，并宜修省，不可交媾，以伤敬心。犯之生子必蠢而不良，生女必悍而无志⑦，其不殇且不夭⑧者，幸也。迅雷风烈，日月之食，并二社，尤不可犯，犯必生奇形怪状之物，戒之戒之！世之产怪者，不戒者也。

孕后宜戒鳗、鳝、鳖、蟹、黑鱼、牛、犬、獐、兔等物，及红苋、马齿苋，并一切炙煿⑨之物，以其有损于胎元也。日月之食，龙挂虹现，并禽兽之交及产，并他人之产，俱不可见之，盖胎感天地之气而成，恐复感不正之气也。

---

① 揣：持，抓。

② 二社：指春社与秋社，是祭祀社神（土地神）的节日。春社为立春后第五个戊日，秋社乃立秋后第五个戊日。

③ 五腊：即天腊、地腊、道德腊、民岁腊、侯王腊的合称。道教认为凡此五腊日，宜为修斋、祭祀先祖。《云笈七签》卷三十七云："正月一日名天腊，五月五日名地腊，七月七日名道德腊，十月一日名民岁腊，十二月节日名侯王腊。此五腊日并宜修斋并祭祀先祖。"

④ 三元：道家有三官，谓天官、地官、水官，天官赐福，地官赦罪，水官解厄。三官的诞生日分别为农历的正月十五、七月十五、十月十五，这三天被称为"上元节""中元节""下元节"。

⑤ 六甲：按干支纪年法，十天干与十二地支依次相配而得六十甲子，其中"甲子""甲戌""甲申""甲午""甲辰""甲寅"分别领起一竖行，遂被称为"六甲"。

⑥ 四绝：据阴阳五行理论，立春则水绝，立夏则木绝，立秋则火绝，立冬则金绝，故把四立前一日叫四绝日。

⑦ 无志："上图行本"作"不淑"。

⑧ 不殇且不夭：原作"殇且夭"，据"上图行本"改。

⑨ 煿：亦作"爆"，煎炒或烤干食物。

未孕之先，交媾必戒其所不宜；既孕之后，所见所食，必戒其所不可。则感气正而胎气清，易产，而生子不死矣。

产　症

临月腹痛，切不可令稳婆用手探候，切不可有生人造入致忍痛勉陪，切不可通发圈卧盘坐。预煎彤号便服一钟①，必须寂静安稳，俟胞浆已破，腰痛已极，乃扶其两腋而立，自然易产。盖脐带系于命门，将育儿两手动荡，使带脱落，而后能出。谚云瓜熟蒂落，此善喻也。产后更服彤号一钟，而后食粥一碗，浓煎益母草汤，内加童便而时饮之，则产症消矣。

稳婆之动手也早，恐有胞既破而脐带未脱命门者。生人造入，忍痛勉陪，恐孕妇害羞局促而血脉不开，子寻出路而不得者。曲身通发圈卧盘坐，皆不能开其经络，经络不开，则出路闭矣。数者并能致横生倒下之祸，故不可。先露手为横生，先露脚为倒下，急服表号，犹或可生。

产连肠脱下者，怪产也，必以言慰产母，使之不以为异，盖恐其惊也。惊则火升而难乎治矣。须预备大漆盘盛肠，或匾脚桶亦可，不可以使肠垢，垢则立死。子落地而肠不收，以新汲井水入米醋少许，一喷其面则肠缩，三喷则收尽矣。见其肠干，即温磨刀水润之，以阴阳水②磁石煎汤饮，肠立上。或用蓖麻仁四十九粒，研烂涂头顶，肠上即洗去之。或用生半夏为末，搐鼻中，肠亦上。诸方并效，随其便而用之。

子肠不收，用缥号加升麻、防风，而以酒炒黄芩为君。

---

① 钟：《说文》："钟，酒器也。"为古时盛酒的器皿，同"盅"。
② 阴阳水：指凉水和开水合在一起的混合水。《本草纲目·水·生熟汤》："以新汲水百沸汤合一盏和匀，故曰生熟。今人谓之阴阳水。"

平昔难产，日月未足而痛，若产者，以知母为末蜜丸，酒送下。

难产之妇，先于四五日前窥其口鼻面并赤，而舌独青者，子死母活。面青沫出者，母死子活。口舌唇面鼻并青者，子死而母亦不生。

难产而胞衣久不下者，宜防恶血流入胞中，而胞因血胀，上冲心胸，危笃之症，须以小物系坠，细心牢系而后截断脐带。苟系之不牢，胞必冲上，揜①心而死。先系后断，则恶血不潮入胞中，胞衣自然委②缩而下。只要产母安心，总延数月无恙，宜以华号主之，莫信稳婆手法，以致伤生。

恶血流入胞中，胞为血胀而不下者，谓之息胞。治之稍缓，则上冲于心，发喘大痛而死。急投绉号服之，逐去胞中恶血，血去胀消，胞衣自下。

血去过多而胞衣干涸不出者，又须止血，风号、蓬号、表号并宜酌量用之，局方麝香散、济生保命汤俱好，而传号尤妙。

欲下死胎及胞衣者，温酒调服帝号，须臾如手推出。

下死胎用酒水各半煎乐号，入朴硝五钱，再煎温服，其胎化水而下。

难产及胞衣不下者，急于右脚小指头上灸三壮，炷如米大，立产。

天寒须备火以暖其室，勿缺粥汤，庶气血融和而无停滞之患。天暑须闭户以静其房，勿使人众，庶气血匀调而无蒸逼之患。寒则凝，热则晕，产后所当畏也。既产，勿便卧，勿伸足，

---

① 揜（yǎn 掩）：遮蔽、掩藏《说文·手部》："揜，覆也。"《广雅·释诂四》："揜，藏也。"

② 委：通"萎"。《释名·释言语》："委，萎也。"

宜竖膝靠床而坐，遮围四壁，勿致贼风乘虚扇入。时令人以手从心而下按摩至脐，使血不滞，仍不可令熟睡。又不宜转身劳动，恐血随火上而冲心冲胃之症作①也。益母草汤可时时呷之，而童便为救命神丹，饮至弥月，百病不生。

产户痛，道号加藁本、防风主之。败血冲心则颠狂作乱，冲胃则气闷呕吐，二症并成于惊恐忧思，甚至哭泣笑骂，如见鬼状者，庆号主之。有因虚火载血而上而血晕者，殿号主之。下血过多而血晕者，三号主之。下血不净而血晕者，殿号调山楂末一两。劳力而血晕者，緲号主之。去血过多，眩晕不清，眼花口噤，发热恶寒者，道号加人参、荆芥、黑干姜主之。如大下不止者，前药调服共号末子二钱，更以五倍子为细末，用津唾调匀，纳之脐中即止。然必审明方可，否则反助攻冲之势。血闭而晕者，酒调赏号服之即醒，行血极快。

产　　后

产后阴血虚耗，阳气浮散于外而靡所依，故多发热。治法用道号补阴。姜通神明，炮干姜能收浮散之阳，使合于阴，故兼用之。然产后脾胃虚损，有伤饮食而发热者，误作血虚则反伤矣，故必先问曾食何物，有无伤损。有恶血未净者，必腹痛而发热。有感冒外邪者，必头痛而发热。若发热而饮食自调，绝无他症者，乃血虚也，可以补血。若胸膈饱闷，嗳气恶食泄泻等症，只随症治之。要知腹满而不痛者，断非②恶血也，莫误。

---

① 作：原脱，据"上图行本"补。
② 非：原作"悲"，据"上图行本"改。

产后发寒发热，皆由气血之虚。左手脉不足，补血药为君；右手脉不足，补气药为君，切忌发表。热轻者则加茯苓，以淡渗之；重者加黑干姜，以导引之①。以其非有余之邪，乃阴虚生内热也。干姜能分利肺气，肺气入肝分，引血药生血，必与补阴药同用者，造化之道存焉。

产后当大补气血，虽有数症并作，必先治其急者，人皆知之，其难下手处，在乎参、术、芎、甘、归、芪之类，以其不可不用，而又不可误用也。

产后恶症有四，呕吐、盗汗、泻痢、喘急是也。并见者死，仅见者危。新产半月以前，虽去内外之邪，尚须兼行血气。半月之后，而有杂症干者，不可专执一门，当于别类中求之矣。

凡分娩或小产漏下，昏晕不醒，瞑目无知觉者，有因暴失血虚极而然，亦有恶血上冲而然者，不可以不辨。

产后用益母草剉一大剂浓煎去渣，加芎、归末各二钱，陈酒、童便各一盏服之，至再，则腹痛血晕之患免，且大有补益，真治产后之总司也。

乍寒乍热，时有刺痛者，败血也，治法另载。但热与寒而别无痛者，阴阳不和也，群号主之。寒热而心虚惊悸，精神恍惚，言语错乱者，血去多也，仙号主之。虚烦者，道号加茯神、远志主之。

败血滞于经者，每成痈肿，多半不救，以气血虚损而为逆也。此症冒虚火而发，切戒辛温之剂，则可生之机得矣。败血停滞以迷心窍者，多致不语。盖心之窍在乎舌，窍闭不语，自然之道也，七珍散主之。败血乘虚流入经络，腐而化水，四肢

---

① 以导引之：原脱，据"上图行本"补。

面目浮肿，切戒导水气药，急以同号加牡丹皮服三四钱，次用局方调经散，酒调入姜汁服二十余贴自愈。然不若到号之妙也。家传以绛号治胎前浮肿，到号治产后浮肿，药至病消。

稳婆不仅误损尿胞，而致淋漓，锢①疾终身。宜以参术煎膏，每日用猪胞（一羊胞更妙）煮烂，去汁，置膏五匙于内，匀三服，以一日服完，明日又复如此。不及一月，则胞长如故矣。此千金不易之良方也。

产后中风，口眼歪斜者，必先大补气血，而后治痰，断不可泛作中风治。中风口噤，牙关紧急，手足瘈疭，角弓反张者，迤号主之。胎前痢疾，产后即止者，名曰胎气。产后痢疾②者危。痢而渴饮无度者，将乌梅二十个，麦冬一钱五分，水三碗，煎二碗，置壶中吸之，服逦号。赤痢及腹痛者，当归为君；白痢而腹不痛者，当归为使。初起白芍、芩、连并宜多用，白术少之；后则三味日减，白术日增。家传治产后痢疾用真人养脏汤得效者少，用加减平胃散亦不能尽效，用消毒散又不可以概施。算来妙药有三，痢初起者逦号，稍久者御号，久者香号，白泻飘号。

产后大便由小便出者，谓之差经，亦名交肠。由血去过多，脏气乖乱，大肠津液枯竭，干粪结燥不行，错行异道，满号主之，人号亦可。溏薄而差经者，晚号一钱，合调气散一钱，阿胶末五分，沸汤调服。或用黄连、阿胶，少加木香为丸，煎前药送下，分利水谷。又必宜吐以开提其气，清理其关，得司洒别之职而后可。

---

① 锢：通"痼"，顽疾。《汉书·贾谊传》："失今不治，必为锢疾。"颜师古注："锢疾，坚久之疾。"
② 疾："上图行本"作"疼"。

产后阴户下一物，如合钵状，有两岐者，子宫也。虚极而下，用升麻、归、芪大剂煎服即进，更以道号加人参服数贴则安，虽经宿著蓆落一片如手掌者尤可救。

产后两目不痛不肿而视物不明者，谓之目眩。肝藏血，候应于目，产后血虚而致此。产后两耳不聪者，肾气通耳，妇人以肾系胞，产后血伤而气不足，肾虚为风邪所乘而致此。

产后汗血者不治。肝藏血而心主之，劳心损肝，伤气耗血，阳乘阴衰，反因先绝，血为阴而无所凭附，泛行于肤，势必死。

产后有块，升塞饱闷呕吐者，服间号。胞衣不下者，以是方大黄、桃仁、红花亦妙。

乳不通者，闻号、欢号。子不育儿乳膨者，笑号并家传之秘方也。

孕时服安胎药过多，产二三月而不净者，由服固经之药固多，血滞去缓，宜通气以行之，不可作败血治。亦有脾气所致者，须号主之。

子户未合，血气未固，妄动淫邪而致沙淋，大变异症，故产后四十九日不可稍犯房事。

杂 症

气虚发厥，血虚发热。厥，手足皆冷；热，遍身若火。阳气虚而阴凑之则厥，阴血虚而阳凑之则热。气虚发厥，固知宜用温药；血虚发热，不可纯用凉剂，只以温养气血之药补之。别有一种病实热者，热极而手足厥冷，所谓热深而厥亦深者是也，当用凉药。而症无可辨，当以脉别之。

妇人有气症者，不拘远近，虽寒热毕发，只以臾号主之，切不可遽用间号、须号①。有隐处痛者，将盐炒青，皮布裹而熨之。有无病而嗜茶者，臾号主之，丹溪糖拌白术膏亦好。

妇人无故尿血，用龙骨一两为末，酒调下。更以道号加炒山栀仁一大撮、灯草一分主之。是方名归栀饮。

妇人疝癖，由邪气积聚而生。疝者，在腹内近脐左右，各有一条经脉急痛，如臂如指如弦之状。癖者，侧在两腋之间，有时而痛。寡妇及远商妻妾思夫而不获见者，多寒热如疟，治以一号主之。

妇人鼻衄多因怒气而发，唯产后衄者不治。时疫则增损争号，杂症则增损道号，虽产后亦然。鼻衄而非产后者点号。

下部出血谓之崩中，崩久则为白带，带下多时则骨髓枯。始因血崩，久则带下，血少而复亡其阳，故白滑秽液下流不止，却不可以一定拘之。大抵失血者，冲任虚损，荣道受伤也；冷带者，下焦不固，内挟风寒也。

崩中之色有五，总风气寒热之所伤。中足厥阴肝经，色青如泥；中手少阴心经，色红欲紫；中手太阴肺经，色白如涕；中足太阴脾经，色黄若烂瓜；中足少阴肾经，色黑如虾血。皆妇人极重之症。崩久白带下者，腰突有骨如带之状。盖带脉在腰，病入乎带之下也。无之则仍是崩中。

中焦湿热，下焦虚冷，劳伤营卫包络，致秽气渗入膀胱，故流而为带。赤属营，白属卫，当清上实下，理脾养血，清浊既分，湿热自解。亦有胃中积痰入膀胱者，鳖号加柴胡、白术、苍术以燥湿痰，兼用升麻升提滞气，不可妄用燥热。盖此症上热下冷，不可专属虚寒。肥人多湿痰，若口吐酸水、嘈杂咯恶

---

① 须号：此下原衍"主之"二字，据"上图行本"删。

者，乃湿痰之症也，宜加半夏、白术。

失血、血崩、白淋及经事之来血过多者，祖传以风号加炒脆臭椿皮、炒黑蒲黄、地榆煎服立效，而荆芥汤、棕灰散亦神。

阴中放血不止者，非经至之可比也，青苔散主之。

妇人血崩甚而腹痛，人多疑其恶血未尽，及见瘀黑，而愈信其说。殊不知血于欲出未出之际，稍停腹中，即便瘀黑，又安知瘀之不为虚冷乎？若必待瘀血尽而后止，吾思其命之同尽也。治此腹痛，切有法焉。由瘀而痛者，则通之；由崩而痛者，则止之。

血虚发热，盗汗筋挛，则为虚劳。血少水涸，燥气乘肺，则为干嗽。凡虚劳之疾，皆由情欲过度，营卫伤劳，百脉空虚，五脏衰损，邪气扇入。病源斯至，圣人必资药力以养血气，密腠理以御诸邪。盖肌肉之虚，犹马勃、通草、灯心之轻，不得粘腻滋润之物不可实也。故古方中用鹿角胶、阿胶、牛乳、鹿髓、饴糖、酥酪、杏仁，煎酒蜜人参、当归、地黄、门冬之类，盖此意也。本草云，补虚去弱，羊肉、人参之类也。所谓虚劳者，劳甚而致虚也。今人治虚劳，反而用伏火金石、附子、姜、桂等燥热之药，以致藏枯血涸而危者，亦可惜也。吾故曰，虚劳而兼冷者，只宜于虚劳药中加温热为助。而热甚者，又不可专用凉药，柴胡、鳖甲、青蒿皆所当禁服，黄芪建中汤其亦可矣。而人之禀受不同，虚劳小便白浊，阴藏人服橘皮煎、黄芪建中汤获效者甚众，阳藏人又非所宜服也。此方虽不甚热，而有肉桂在其中，多服足以为害，必审其寒热，度其所禀，而后可为医。

骨蒸咳嗽经闭之症，脉来七八至者，药之无益。脉减则生，进则死。是由积想伤心，心伤血耗，而月水为之先绝。水绝伤脾，脾虚肺损，故发嗽而四肢干，肝木无可滋养，故多怒，法当养其阴血。亦有热逼，血溢妄行，流入胃脘而从口吐者，法当补阴抑阳，降气引血归经。

妇人患头风者，十居其半。每发必掉眩，如在车舡①，捉脚不定，皆由血虚于内而风邪外袭也。必用酒洗当归培养其血，则风自不能为害，而芎、防、羌、荆等消风之药亦不可少。

头风多半属痰，无痰不能作眩，虽由风起，必以痰成。痰在上而火在下，火炎上而痰动焉，鳌号加苍术、黄芩、羌活治之。夹气虚者，亦以治痰为主，而兼补气降火。唯崩伤产后，金枪吐衄，诸症眩晕者，当随症治之。

妇人有病，形瘦肉脱，心中常想著一事，而百计不解者，勿治。

有妇霜冷后四肢无力沉重，疼痛酸心，合眼麻木，恶风寒，开眼不麻木，头旋眩运，近火不堪，此何疾也？盖四肢无力沉重为下焦湿热，疼痛酸心为浊气不降，欲升中满，合眼麻木为阳道不行，恶风寒为上焦之分皮肤中气不行，开眼不麻木为阳不行而阴欲退，头旋眩运、近火不堪为风气下陷于血，血难伸越。此失神②之症，星号主之。麻木不知痛痒者，到号主之。然麻是气虚而非湿痰也，星号固好，鳌号难忘，视其死血欲去则以鳌号加桃仁、红花、竹沥、姜汁主之，庶免瘫痪之症。关前浮，麻在上；关后浮，麻在下。

妇人神思昏瞆③，每日上午不清爽，怕见明处，恶闻人声，

---

① 舡（chuán 船）：船。《玉篇·舟部》："舡，船也。"

② 神："上图行本"作"志"。

③ 瞆：同"愦"，昏愦。明·刘球《送修撰杨先生致仕还闽中序》："从游者莫不仰其德光，恩沐其教，以开其蒙，决其瞆，造就其德器。"

至午后方可，常常腹痛，头亦昏重，睡卧惊惕，但值勤劳及经时尤重。此不得志之疾也，主乎血虚，法当清神养荣。

腹中积聚，癥瘕作痛。积者，痛不离其部；聚者，其痛无常处。血症药中而用风药，以风伤荣，古人识是，盖有妙处。

肝藏血，心之液为汗，邪袭心而伤肝，肝不藏血而血从汗出，是名汗衄，亦名汗血，毯号主之。产后不治。

遍身作痒，赤肿隐疹者，风热蕴于肌肤，血不荣于腠理也，道号调紫背浮萍末主之。甚者加荆芥、蝉退。

妇人尸疰有五，人半①不识。游走皮肤，穿通藏府，每发刺痛，变作无常者，是名飞尸。附骨入内，攻凿血脉，见尸棺辄发，闻哭泣而甚，不可得近者，是名遁尸。淫濯四肢，痛无定在，风冷便发，发必昏沉者，是名风尸。缠骨结藏，钻必穿胁，寒冷便发，发必绞切者，是名沉尸。举身沉重，神思错乱，耳目昏迷，逢节便发者，是名注尸。五症人莫之治，家传以小号主之，真千金不易之良方也。然必慢火浓煎，一日三服，服必满碗而后可。

失血过多，并气亦散，藏府并虚，精神不守，邪反干正，语辄失常，怕有陪伴，颠倒笑啼，甚至梦与鬼魅相遇，腹生癥瘕，或成鬼胎，脉息迟伏，或雀啄，或绵绵不知度数，而颜色自若者，伏邪症也，渐号主之，平补正心丹亦好。有鬼胎瘀血者，隐号主之。

阴中生疮，用鲫鱼胆涂之立效。阴门肿痛，用葱白、麝香捣和，涂肿处，仍用甘菊熏洗。阴中虫蚀轻则痒，重则痛，用蛇床子、白矾煎汤熏洗。

---

① 半："上图行本"作"多"。

有伤房事而四肢沉重、嘘吸头痛者，嘱其夫量之，服千金集验方。

胞络虚损，冷热不调，风邪客之，邪气乘阴而搏血气，致阴中有物状如鼠乳，是名息肉，不治。

产后经月或半年，一日小腹忽痛，阴户有物如石，硬塞而疼不胜者，是名石瘕，道号加桃仁、大黄、三棱、槟榔、延胡、泽泻、血竭主之。

孕妇伤寒与常人不同者，桂枝、麻黄并能堕胎，不可轻用故也。

妇人有疾，而乳不嫌其大，月水不嫌其多，并生机也。

血块冲心疼痛，叫喊欲绝者，以真大顺散三钱，热酒调下。

四肢倦怠，肌肉消瘦，淹淹短气，饮食无味，心虚惊悸，气血两虚也，约号主之。

一产妇左手左脚发搐，气喘，面起黑气，右脉浮弦而左沉涩。余意其受湿，询之云其性喜羹汤、茶水，余遂决其受湿，遂以鸣号治之。四服加桃仁，又三服而漉漉有声，下恶物斗余，形如蝌蚪，色如臭卵。于是乃去荆芥、槟榔、滑石，加茯苓、当归，四服而愈。

韶州南七千里曰古田，有富家妇陈氏抱奇病，常日如常，每遇微风吹拂则股间一点痒起，苦甚，忽然传至遍身，逮于发厥，凡三日醒。及坐有声如咳，身频摇兀，乍前乍后者，经日始定，可卧却不敢见人，见辄复发，侍疾者都不敢出声，医莫之识。刘大用一见辄曰：是矣，可用死人枕骨煎汤与服，必大泻而霍然矣。果然，随便将骨送归原处。诸医咸往询之，大用曰：斯鬼疰也，因入神庙而心悸，邪气扇入，致精采荡越，吾用死人骨者，使邪凭依而去也，不还则又来矣。

镜湖长者，女年二九而染瘵疾，医药、针灸无一见效。有赵生者，煮鳗与食，食觉腹暖，日与食之，半年全愈。后医家鳗煎①瘵药，盖此意也。

虚火炎上，咳嗽骨蒸，月水久干，肌肉日瘦，气力全无者，痨瘵之根也，又号主之。前症而吐痰带血者，报号主之。非前症而呕血及诸衄下血等候，并用稍号主之。三方神妙，祖传之秘宝也。亦有用猪腰子一付、童便二盏、陈三白酒一盏贮新瓶内，密封泥口，日晚以慢火煨熟，至初更止夜分后，更以火温之，发瓶毕食。即病笃者，只一月效。平日瘦怯者，并宜服之，男女皆效，真以血养血之良方也。

血气凝滞，手足拘挛，风痹、湿痹、痛痹、周痹、冷痹，缓弱疼重，及腰痛不能起者，悉以声号主之。亦有痢后两足痿痹，疼痛不胜，日渐羸瘦，至于骨立，筋力酸软，甚而瘫痪，此痢风也，不可作湿气治，杳号主之。

妇人肌热，大渴引饮，目赤面红，其脉洪大而虚，重按全无者，由血虚而发热也，其病得于饥困劳役。若误服白虎汤必死，宜以嘉号主之。

感冒发热，头疼骨痛，咳嗽喘急，痰气停留关节中，以致手足軃②曳、口眼㖞斜、半身不遂、发热呕吐，或中脘闭塞、吐痰眩晕、嘈杂怔忡者，宾号主之。咳嗽甚者加五味子，虚未甚者去人参、前胡，加川芎、柴胡。此圣药也，胎前产后不妨服之。

卒中风，命在顷刻，身体缓急，口眼㖞斜，舌强不语，神

① 煎：原作"前"，据"上图行本"改。
② 軃（duǒ躲）：垂下，软弱无力。下文作"軃"，义同。

昏不清者，月号主之。其有血气走疰疼痛者，亦用月号。若神气恍惚，加茯神、远志主之。

身体发热，腿脚疼痛，转侧不得，手不可近，睡中谵语，恍惚昏瞆，日夜难禁，足指痛如油煎，脚背痛如刀割，覆被热痛，露又冷痛者，下号主之。

家传秘方有六，遨号种子，游号固胎，洞号保安，天号催生，徐号益母，晓号却病，六方简易而神妙特奇，世世宝之。

妇人之病根于心，难乎为治。余祖宗能治其难，人多神之，相传既久，而未有编次。轩惧悠远无征，更加采择，焦心劳思四十余年，始成此帙，用《丁仙现·绛都春》一阕编次。屡验良方，置之调经、胎前、产后之间，庶开卷便得治法。另有百方备载于后，以备应用。苟下卷是秘，则上卷赏之不窃矣。可世守也，勿负余之苦心。

坤元是保①

盖闻太极始判，两仪肇分，男体阳而法乾，女秉阴而象坤，禀赋既有异同，治病岂无攸分？相思失志，全赖融通，升补阴阳，惟凭和顺。瘰疬经闭，咳嗽火炎而发热，又医姹女②骨蒸身怯，嗽痰带血而成劳，报与佳人。去恶性雄乍驭，经滞作痛瑞行。身肥痰盛，经道闭塞而愆期，山光霭翠；阳生阴长，脾胃气弱而能调，川映雾青。月色夜明潮落后，皇州春早善行经。子宫冷热而白带连绵，翠帏祥集；阳气下陷而经闭绸缪，紫幰③福臻。金鞍竞飞，能安胎孕；玉勒争驰，均治妊娠。重身④而腰痛腹痛，胎气不安，来寻都市；孕成而胎升胎漏，血虚难产，去揖金门。闻道可调经，胎产克顺；步鳌堪理气，食痰能驯。至于子悬，感冒而咳嗽惊恐，气结血阻而安生？堕死急觅良医，入山调治。气血虚而胎堕，结草酬恩；脏气躁而悲伤，綵⑤毯遂志。蓬莱自有奇方，可治子痫遗尿；瑶岛向多良药，能医孕便淋漓。转脬而小便不利，晚景可通；子烦而大便秘塞，双龙能济。恶阻可以衔杯，暑渴何须照渠。心胸胀满而脾胃不

---

① 坤元是保：即"保坤元"，保护女性之元气。"是"为宾语前置的标志，用作结构助词。下文中带波浪形下划线者为《绛都春》词编号字，后"坤元是保续集备考"同。

② 姹女：少女，美女。

③ 幰（xiǎn 显）：车的帷幔。

④ 重身：即妊娠。

⑤ 綵（cǎi 采）：《集韵·海韵》"綵，缯也。"彩色丝织品。

和，咳嗽呕逆而发浮气喘，急从绛帐寻方；胎前浮肿而喘急不舒，大便难通而小便赤涩，还向缥缃觅治。玉门出水楼中觅，早暮寒暄亭上除。三月探胎，久贻肜管；四时霍乱，全仗青芝。盖思怀胎食滞，底因临产生迟。瘦胎束胎，仰瞻不可乱服；横生逆产，华表切莫妄施。脾胃虚弱而产后气虚血虚，缥缥能胜；胞衣不下而败血冲心冲胃，渺渺能驱。崩淋失血，恶露去多而胞衣不下，望风平补；气凝血滞，败血留止而腹痛难痊，传信良医。去死保生，同感帝德；增新去恶，共乐唐虞。恶露冲心，歌笑颠狂如鬼祟，清魂同庆；气虚血弱，恶寒发热食难消，大补三禧。殿前夺命，为产中之至宝，药力虽微，作司命者须知。尔乃共理血脱而昏，赏调血闭而晕。下血过多，阴阳不和而营卫虚损、乍寒乍热，群治；去血太甚，精神恍惚而惊悸心虚、乱言乱语，仙灵。同治胎产之浮肿有验，到司胎产之伤感如神。中风须求逦定，下利①逦御香平。泄泻滑肠，香飘仙女；差经便闭，花满玉人。恶露上升，膨胀而遍身作痛，停食感气，恶心而饱闷间轻。血气虚而乳少，闻同欢畅；子不育而乳膨，见笑康宁。补气退热，须用补中益气；扶脾治胃，奥可全元保坤。一方能治独处之症，点药可医血热妄行。肢节重疼，赖星解释；肌肤汗血，宜仗毯明。尸痓有五而症难辨识，小心调治；失血过多而心神不宁，日渐经纶。鬼胎瘀血，隐微可去；血虚气弱，约略能生。好饮中水致病，一鸣利水；呕血粪血诸衄，稍止即轻。气血凝滞而手足拘挛，闻声独活；利风鹤膝而肢节肿痛，查尔长春。血虚感冒，嘉②宾来访；中风脚气，月下追寻。邀

---

① 利：古代泄泻、痢疾通称。"上图行本"作"痢"。
② 嘉：原作"喜"，据"上图行本"改。

游植芝兼固孕，洞天易产又催生。临产去瘀，徐行调理；坤元保孕，晓起安宁。书等秘典之一卷，价逾良产之万金，能不藏诸名山传之后人也哉？

丁仙现·绛都春

融和又报。乍瑞霭霁色，皇州春早。翠幰竞飞，玉勒争驰都门道。鳌山结綵蓬莱岛。向晚景，双龙衔照。绛绡楼上，彤芝盖底，仰瞻华表。缥缈。风传帝乐，庆三殿共赏，群仙同到。迤逦御香，飘满人间闻欢笑。须臾一点星毬小。渐隐约，鸣稍声杳。嘉宾月下遨游，洞天徐晓。

增补坤元是保万金方编号绛都春词目录

融一号　治一切想思不得志之疾。

和二号　升浮血气、补命门下脱之圣药。

又三号　治虚火上炎，咳嗽发热，虚弱经闭劳瘵等症。

报四号　治痨怯骨蒸，嗽痰带血等症。

乍五号　去恶物神效，然其性雄，不可轻用。

瑞六号　经行而滞不尽。

霭七号　治身肥痰盛，体脂闭塞，经脉过期者。

霁八号　能理胃气，助阳生阴长之功。

色九号　治经水落后。

皇十号　治经闭。

州十一号　此方专于通经。

春十二号　治如前。

早十三号　通经妙剂。上四方并宜慎用。

翠十四号　治子宫冷热及白带久者。

幰十五号　治阳气下陷而经不通。

竞十六号　孕二月服。

飞十七号　孕三月服。

玉十八号　孕四月服。

勒十九号　孕五月服。

争二十　孕六月服。

驰二十一　孕七月服。

都二十二　治孕后①腰痛、或腹痛者，胎气不安也，急宜服此。

门二十三　治孕成而腰腹痛，及胎漏、胎升并去血过多而难产者并用之。

道二十四　调经、胎前、产后，悉②以此方加减，真女科之总司也。

鳌二十五　豁痰之剂。

山二十六　子悬症，及惊恐气急，阻血难产，并孕妇咳嗽者，并用之。

结二十七　气血两虚，不能养胎，及平昔恒堕胎者并用。

綵二十八　孕四五月无故悲泣，有如祟状者，脏躁也，此方主之。

蓬二十九　治子痫，一名儿风。

莱三十　治孕妇遗尿圣药。

岛三十一　治孕妇小便淋沥涩痛难出者，是名子淋，先服此药。

---

① 后："上图行本"作"妇"。

② 悉：原作"半"，据下文"二十四道号四物汤"改。

向三十二　治如前，服岛号三十一，一服不效则更服此，应验如神。

晚三十三　治如前症，不痛者，转脬也，用此主之。脬，音抛，膀胱也。

景三十四　治转脬。

双三十五　治暑月胎热子烦，大便坚涩，咽喉窒碍，心腹胀满。

龙三十六　治服双号三十五后，即宜服此。

衔三十七　前症头目昏重，不思饮食者，用之亦以治恶阻。

照三十八　治孕妇暑月渴饮不止。

绛三十九　治脾胃不和，心胸并胀，咳嗽呕逆，发浮气喘者。胎前圣药也，作汤为末皆可。

绡四十　治胎前浮肿喘急，大便不通，小便赤涩，不亚绛号三十九。

楼四十一　治孕妇阴户出水不止者，可称救命神方。

上四十二　治胎前早晚寒热。

彤四十三　损胎用此探之立下，不损则安而痛止。

芝四十四　治胎前产后四时感冒，霍乱吐泻。

盖四十五　治胎前停滞饮食。

底四十六　孕七八月间，服之易产。

仰四十七　肥人怀胎八九月，服之易产。

瞻四十八　瘦人怀胎八九月，服之易产。

华四十九　胞破血涸，胎干难转，以致横逆者，服此即下。兼治淋沥、崩漏之症。

表五十　临产服之，能横者直，逆者顺，百病不生，太平无事。

缥五十一　治气血两虚。

缈五十二　治产后败血冲心冲胃，及胞衣不下等症。

风五十三　治失血、血崩、白淋及经来血多者，并恶露去多而胞干不下者并妙。

传五十四　治胞干不下者，立下。

帝五十五　治死胎及胞衣不下者，如手推出。

乐五十六　去恶增新之药。

庆五十七　治产后败血冲心，歌笑颠狂，状如鬼祟者。

三五十八　即瞻号四十八①加黄芪、官桂。

殿五十九　产后圣药，即彤号四十三，但分两不同。

共六十　治产后恶露大下不止而晕者，力能夺命。

赏六十一　治产后血闭而晕者，其效如神。

群六十二　治产后下血过多，营卫虚损，阴阳不和，乍寒乍热。

仙六十三　治产后去血过多，心虚惊悸，精神恍惚，言语错误。

同六十四　治胎前产后四肢面目浮肿。

到六十五　治胎前产后外感内伤，一切气血病，而产后尤神。

迤六十六（其方有二）　治产后中风口噤，牙关紧急，手足瘈疭，角弓反张。并治血晕筑动，心头颠倒，吐泻绝粒危症。

逦六十七　治胎前产后赤白痢初起。

御六十八　治胎前产后赤白痢稍久。

香六十九　治胎前产后赤白痢既久。

飘七十　治胎前产后泄泻。

① 瞻号四十八：据下文"五十八十全大补汤"当为"缥号五十一"。

满七十一　治胎前产后大便闭结，及差经奇症。

人七十二　治同前，脉未全虚者用。

间七十三　产后行血圣药。凡有块升塞，饱闷恶心，及停食感气，遍身疼痛膨胀者并治。虚人孕妇不可服。

闻七十四　治血气虚而乳不下，肉汤煎服，胃气弱者水煎。

欢七十五　治乳汁不下。

笑七十六　治子不育而乳膨。

须七十七　补气退热之剂。

曳七十八　脾胃不和气食等症，真圣药也，手到病除。

一七十九　治伤独处之症。男女远阔。

点八十　鼻衄可止，产后不治。

星八十一　治肢节沉重疼痛无力之圣药。

毬八十二　治盗汗①。

小八十三　治尸疰。

渐八十四　治失血过多，心神不安，一切怪症。

隐八十五　治鬼胎瘀血腹痛。

约八十六　治男妇气血两虚之症。

鸣八十七　治产后好饮，中水致病。

稍八十八　治呕血粪血，诸血并效。惟痰中带血者报号四号主之。

声八十九　治血气凝滞，手足拘挛，一切痹症。

杳九十　治疬风，男妇并效。

嘉九十一　治男妇伤饥困劳役，以致肌热者立效。忌服白虎汤。

---

①　盗汗：下文"八十二毬号却邪敛血丹"及"上图行本"均作"汗血"。

宾九十二　治感冒发热，头疼骨痛，咳嗽喘急，痰气停留关节中，以致手足軃曳①、口眼歪斜、半身不遂、发热呕吐，或中脘闭塞、吐痰眩晕、憹②杂怔忡者并治。咳嗽甚者加五味子，虚未甚者去人参、前胡，加川芎、柴胡。此圣药也，胎前产后不妨服之。

月九十三　治卒中风欲死者。

下九十四　治身体发热，腿足冷热疼痛，转侧不得，手不可近，睡中谵语，恍惚昏愦，日夜难禁，痛如刀割者，此方主之。

遨九十五　种子丸。

游九十六　固胎丹。

洞九十七　保安丸，孕八九月服。

天九十八　催生丹。

徐九十九　益母丹。

晓一百　坤元是保丹。孕妇病则胎亦病，病而坠，则多两亡。此方能却胎病，使母子无恙。此丹止可施于伤寒热极症，不可概施者也，须切记之。

一、融号正神③丸一名越鞠二陈丸

治一切相思不得志之疾。

楂肉　山栀　南芎　苍术　陈皮　神曲　香附　半夏　白茯　海石　南星　花粉各二两　甘草　枳壳一两五钱　骨皮五两

炼蜜为丸，每日空心，莱菔子汤送下三钱，芥茶亦可。

---

① 手足軃（duǒ 躲）曳：谓手足痿软无力。軃，下垂。《字汇补·身部》："軃，垂也。"
② 憹：乱。《玉篇·心部》"憹，乱也。"此处同"嘈"。
③ 神："上中医无格本"、"上中医蓝格本"作"坤"。

二、和号升阳举经方

升浮血气、补命门下脱之圣药。

肉桂夏不用　白芍各三分　红花五厘　细辛三分　人参　熟地川芎各五分　独活　附子炮黑　甘草炙,各七分　羌活　藁本　防风各一钱　白术　当归　黄芪　柴胡各一①钱　桃仁泥二钱

上十八味,细切,分二剂,井水煎,空心服。

三、又号清金退热散

治虚火上炎,咳嗽发热,虚弱经闭劳瘵等症。

人参　茯苓　黄芩　川芎　当归　白芍　知母　地骨皮桔梗　陈皮　贝母以上等分　桑皮　甘草以上减半　柴胡倍加

加姜三②片,水③煎服。更加炒黄连三分尤妙。

四、报号人参五味汤

治瘵怯骨蒸,嗽痰带血等症。

人参上④　茯苓　当归　白芍　贝母　桔梗　黄芩　陈皮甘草　山栀　杏仁　丹皮　麦冬　知母以上中　五味子　地骨皮青皮下

加姜五片,井水煎⑤,空心温服。

五、乍号芫花散

去恶物神效,然其性雄,不可轻用。

用芫花根炒黄为细末,每服一钱,桃仁七粒泡汤送下。

---

① 一:"上图行本"作"二"。
② 三:"上中医蓝格本"作"二"。
③ 水:上中医蓝格本作"井水"。
④ 上:原脱,据"上图行本"补。
⑤ 煎:原脱,据"上中医蓝格本"补。

六、瑞号八物调中汤

经行而滞不尽而作痛者，以此调气补血。

当归　川芎　白芍　熟地以上四物汤　人参　甘草　白术
茯苓以上四君子，合为八物汤　木香　槟榔　红花　香附　砂仁

加姜二片，井水煎服。

七、霭号芎归二陈汤

身肥痰盛，体脂闭塞，经而过期者，以此治之。

半夏　甘草　陈皮　茯苓以上二陈汤　当归　川芎　白芍
熟地

家传不用熟地者尤妙。加姜二片，井水煎服。

八、霁号益胃升阳汤

能理胃气，助阳生阴长之功。

人参上　黄芪上　白术上　神曲上中　甘草炙，中　陈皮中
升麻下　归身下　柴胡下　黄芩下，秋冬不用

腹疼加白芍三分、桂二分，渴加炮姜，井水煎服。

九、色号调经养营汤一名理经汤

治经水落后。

当归　川芎　白芍　熟地　人参　白术　陈皮　升麻

若成紫黑块者①，加黄连、香附二味。加姜二片，井水
煎服。

十、皇号通经散

服之腹痛即行，不痛者再进一服，行后须服平胃散。

---

① 者：原脱，据"上图行本"补。

斑蝥七个　酒浸大黄三钱　藿香一钱

为末，每服七分，枣子汤①过口。

十一、州号通经秘方

此方专于通经，不宜轻用，一服而下即止，不必进第二服。

用船上多年灰条炭，火烧红，淬入滴花烧酒内，取出晒干为末，每服三钱。第一服空心陈酒调下，第二服红花酒调下，第三服大黄酒调下，见效如神。

十二、春号神应丹

大黄醋煮晒干，二两　血竭五钱　桃仁五钱　红花五钱

为末，酒糊为丸，辰砂为衣如桐子大，每服七十丸，陈酒送下。

十三、早号归术破瘕汤 即归术汤

通经妙剂。

归尾　赤芍　白芍　蓬术　青皮　乌药　香附　三棱　官桂　苏木　红花

酒水各半煎服。

上四方并宜慎用。

十四、翠号先天归一方

子宫冷热及白带久者，以此方加减治之。

人参　白术　白茯　甘草　川芎　当归　生地　白芍　香附　砂仁　陈皮　牛膝　半夏　丹皮

井水煎服。

---

① 汤：原脱，据"上图行本"补。

十五、幰号归术汤

治阳气下陷而经不通者，旱号加升麻为使。

十六、竞号黄芩汤

孕二月服。

黄芩　人参　阿胶　生地　当归　茱萸

加姜一片，井水煎服。

十七、飞号茯神汤

孕三月服。

茯神　丹参　龙骨可去　人参　当归　阿胶　甘草

加大枣三枚，井水煎服。

十八、玉号调中汤

孕四月服。

白芍　白术　柴胡　甘草　续断　川芎　当归　枳实　厚朴可去　乌梅

井水煎服。

十九、勒号安中汤

孕五月服。

人参　甘草　地黄　川芎　五味　麦冬　麻仁可去

加生姜二片、大枣二①枚，井水煎服。

二十、争号柴胡汤

孕六月服。

柴胡　白芍　麦冬　熟地　川芎　白术　肉苁蓉可去　甘草

---

① 二："上中医蓝格本"作"三"。

加大枣一①枚。

二十一、驰号杏子汤
孕七月服。失

二十二、都号安胎饮
孕后腰痛及②腹痛者，胎气不安也，急宜服此。

白术　当归　芍药　熟地各一钱　川芎　黄芩　陈皮各五分③

加姜一片，井水煎服。

二十三、门号全安饮亦名安胎饮
孕成而腰腹痛④，及胎漏、胎升并去血过多⑤而艰于产者并用之。

地榆上　黄芩炒，上　川芎中　熟地中　归头下　阿胶蛤粉炒，中　艾叶　茯苓中　白术中　甘草下　黄芪下

井水煎服，治产后⑥去黄芩，腹痛者更炒砂仁泡汤服⑦。

二十四、道号四物汤
调经、胎前、产后，悉以此方加减，真女科司总也。

当归酒浸，冬倍加　川芎春倍加　白芍酒炒，夏倍加　熟地淮庆者佳

井水煎服。

---

① 一："上中医蓝格本"作"二"。
② 及："上图行本"作"或"，义胜。
③ 分："上中医蓝格本"此下有甘草、紫苏二药。
④ 痛：原脱，据编目补。
⑤ 过多：原脱，据"上中医蓝格本"及编目补。
⑥ 后：原脱，据"上中医蓝格本"补。
⑦ 腹痛……服："上中医蓝格本"作"腹痛者，去芩，更以炒砂仁汤送服"。

二十五、鳌号二陈汤

豁痰之剂。七号同。

半夏　甘草　陈皮　茯苓　乌梅

加姜二片，井水煎服。

二十六、山号八宝紫苏饮

子悬症及惊恐气结，血阻难产，并孕妇咳嗽者，并用之。

白术　黄芩家传增此二味　紫苏上　甘草　陈皮上　当归　人参　川芎　白芍　腹皮

加姜五①片、葱白七茎，腹痛加砂仁，井水煎服。有安生坠死之功。

二十七、结号十圣散

气血两虚，不能养胎，及平昔恒堕胎者并用之。

人参　白术　熟地　砂仁　黄芪各一钱　续断八分　当归　白芍炒。各五分　甘草三分

井水煎服。

二十八、绥号清神汤

孕四五月无故悲泣，有如祟状者，脏躁也，此方主之。

甘草②三两为末　小麦一升　大枣十枚

水六大碗，煎三饭碗，匀三次服之，神效。

二十九、蓬号当归独活汤

治子痫，一名儿风。

贝母末临月升麻代　干葛　丹皮　防风　防己　川芎　甘草

卷　下　四七

---

① 五："上中医蓝格本"作"三"。

② 草：原脱，据"上图行本"、"上中医蓝格本"补。

泽泻　官桂　当归　人参　茯苓　独活　石膏

加姜五片、竹沥半盏，井水煎服。

三十、莱号白薇散

治孕妇遗尿之圣药也。

白薇　白芍各一两

为末，酒调下。

三十一、岛号安荣散

孕妇小便淋沥涩痛难出者，是名子淋，先服此药。

麦冬一两　通草一两　滑石五钱　当归八钱　甘草三钱　人参五钱　细辛五钱

上为末，每服三钱，灯心二分，煎汤送下。

三十二、向号子淋散

前症服岛号，两服不效，则更服此，应验如神。

麦冬　赤苓　木通　淡竹叶晒干，焙　甘草等分　腹皮减半

为末，每服三钱，滚水送下。

三十三、晚号五苓散

前症不痛者，转脬也，用此主之。

赤苓　猪苓　泽泻　白术等分　肉桂三之一

为末，每服二钱，滚水调下。

三十四、景号螺葱膏

冬葵子、滑石、栀子为末，和田螺肉，生葱捣千槌，纳脐中。治转脬①并妙。

---

① 转脬："上中医蓝格本"此前有"子淋"二字。

三十五、双号不烦汤

治暑月胎热子烦，大便坚塞，咽喉窒碍，心腹胀满。

阿胶炒，倍加　川连三分　枳壳　大黄酒煮。各一钱

加乌梅二枚、姜一片，井水煎好，更加白蜜十匙服之，大便即安，再服龙号。

三十六、龙号清中汤

前症服双号后，大便已调，即以此继之，病不复生。

川芎　茯苓　砂仁　甘草等分

井水煎服。

三十七、衔号柴胡饮

前症头目昏重、不思饮食者用之，亦以治恶阻。

柴胡上　麦冬中　赤苓中①　枇杷叶下　人参下②　橘皮下　甘草

姜二片、淡竹叶五片，井水煎服。

三十八、照号黄芩四物汤

治孕妇暑月渴饮不止。

当归　川芎　白芍　熟地　黄芩　陈皮　甘草生　木通　麦冬

井水煎服。

三十九、绛号分气斡旋方

治脾胃不和，心胸并胀，咳嗽呕逆，发浮气喘圣药。

木通　苏叶　桑皮　腹皮　陈皮并上　桔梗　草果　茯苓并

---

① 中：原脱，据"上图行本"补。
② 下：原脱，据"上图行本"补。

中　五味　甘草

此胎前之圣药也，宝之、秘之，为末，作汤并好。

四十、绗号泽泻①散

治胎前浮肿喘急，大便不通，小便赤涩，不亚绛号。

泽泻　桑皮炒　木通　枳壳麸炒　槟榔　赤苓各五分②

加姜一③片，井水煎服。

四十一、楼号秘传鲤鱼方

治孕妇阴户出水不止者，可称救命④神方。

人参一两　茯苓一两　白术二两

水二碗，煎一碗，更用陈皮一两泡湿⑤加入再煎，剩九分，去渣，用二三斤雄鲤鱼一个，清水煮熟，将汁半碗，和煎药服之，立效。

四十二、上号清胎饮

治胎前早晚寒热。

白术　黄芩　山栀　香附　木通　枳壳　黄柏　广皮　芍药　甘草　砂仁

四十三、彤号佛手散

损胎用此探之，不损则安而痛止，损则立下。

当归三⑥钱　川芎五钱　益母五钱

---

① 泽泻：原作"泻泽"，据"上图行本"乙正。
② 分："上图行本"、"上中医蓝格本"均作"钱"。
③ 一："上中医蓝格本"作"二"。
④ 命：此下原衍"补"字，据编目删。
⑤ 湿：原作"温"，据"上中医蓝格本"改。
⑥ 三："上中医蓝格本"作"五"。

水酒各半碗煎服，停一二时再进一服。

四十四、芝号藿香正气饮①

治胎前产后四时感冒，霍乱吐泻。

藿香　白芷　厚朴胎前不用　陈皮　半夏　紫苏　香附　桔梗　茯苓　甘草　腹皮

加姜三片、大黑枣二枚，井水煎服。

四十五、盖号胎前消食饮

治胎前停②滞饮食。

枳壳上　甘草中　陈皮中　苍术下　砂仁上

井水煎服。

四十六、底号达生散

孕七八月间服之，易产。

腹皮　人参　陈皮　苏统倍加，苏梗、叶、子俱者日苏统　白芍白术　当归　甘草

加黄杨头七个，食少胎瘦者不必用。每贴加姜二片、葱白二根。春加芎、防，夏加芩、连、五味，秋加泽泻，冬加砂仁、枳壳。胎动不安加金、银各二钱、野苎根一钱，气过上心加地黄，性急加柴胡，多怒加柴、芩，食少加砂仁、神曲，渴加麦冬，食多加黄连头，有痰加枳壳、黄芩。

四十七、仰号瘦胎散③

枳壳、甘草、香附等分为末，肥人怀孕八九月④，每朝服

---

① 饮："上图行本"、"上中医蓝格本"均作"散"。
② 停：原脱，据"上图行本"、"上中医蓝格本"补。
③ 散："上图行本"作"饮"。
④ 八九月："上中医蓝格本"作"八月前"。

三钱，易产。

四十八、瞻号束胎散①

瘦人怀孕八九月服之，易产。

黄芩　枳壳　山栀　茯苓　白芍　木通　泽泻　黄柏
腹皮

七八月间用枳壳、甘草、乌药、阿胶、砂仁、桑寄生六味
煎汤服之甚妙，更宜煎甘草汤洗手。

四十九、华号催生如神散

胞破血涸，胎干难转，以致横逆者，服此即下。兼治一切
淋沥②、崩漏之病。

百草霜　白芷不可经火

二味等分研和，二钱，童便调服，陈酒过③。

五十、表号催生如圣散

临产服之，能使横者直，逆者顺，百病不生，太平无事。
如甚者，再进一服。

益母五钱　冬葵子碾碎，三钱　人参钱半　归尾三钱　川芎三钱
枳壳一钱　甘草三分

水二碗半，煎十分，陈酒一碗，童便半碗，和匀置壶中
吸服。

五十一、缥号八物汤

调补气血两虚之剂。

---

① 散："上图行本"作"饮"。
② 沥：原作"淋"，据编目改。
③ 过：方言，送服之义。

当归　川芎　白芍　熟地以上四物汤　人参　甘草　白术　茯苓以上四君子汤

五十二、绺号黑神散

治产后败血冲心冲胃，及胞衣不下等症。

黑豆上，炒去皮　熟地中　当归中　肉桂下　干姜下，炒黑　甘草下　赤芍下　蒲黄下

为细末，每服一钱，童便、陈酒各半杯调下，或水煎，临服加童便、陈酒亦可。

五十三、风号平补散

治失血、血崩、白淋及经来血多者，并恶露去多而胞干不下者并妙，真神而平妥者也。

椿根臭椿皮也，炒用　阿胶蛤粉炒成珠　川芎　熟地　白芍并中　艾叶　地榆上　归头下

治胞干不下者，去椿根皮，并用井水煎①，临服加童便一杯，不加亦可，加者为妙。

五十四、传号失笑散

五灵脂　蒲黄各三钱

水酒各半碗②煎好，加童便一杯，胞干不下者即下。或减半为末，酒便各半调下亦好。

五十五、帝号全生散

麝香　官桂各一钱

---

① 煎：原作"前"，据"上图行本"改。
② 碗：原脱，据"上图行本"补。

死胎及胞①衣不下者，以此为末，温陈酒调下，须臾如手推出②。甚者再下一服，无有不验。

五十六、乐号平胃散

去恶增新之剂，当用之疾，悉见上卷。

苍术　厚朴　甘草　陈皮

五十七、庆号龙齿清魂散

治产后败血冲心，或歌笑颠狂如鬼祟。

金子三钱　银子细丝，一两　远志中　官桂中　延胡上　人参上　归尾上　茯苓上　麦冬中　细辛下　甘草下　龙齿上，煅末，煎好调入

加生姜三片、枣二枚去核，水二碗半煎金、银，存二碗入药，再煎至八分，去渣，调入龙齿末（或骨），服之神效非常。若用金银手饰③，必洗尽油腻为要诀，或加麝香一分，或加茯神一钱。

五十八、三号十全大补汤

缥号加黄芪、官桂。当用之病，悉见上卷。

五十九、殿号夺命丹

产后圣药。

益母剉碎，三两，水二碗，煎四分　川芎　当归各二钱

为末，童便、陈酒和前药送下。

六十、共号立清散

龙骨、赤石脂等分，火煅为末，将道号加人参、荆芥、黑

---

① 胞：原作"包"，据编目及"上图行本"改。
② 出：此下原衍"者"字，据"上图行本"删。
③ 饰：同"饰"。

干姜调服，每服二钱。治产后恶血大下不止而晕者，力能夺命。

六十一、赏号辟恶散

鹿角烧灰埋地下，一二宵取出为末，益母煎汤和童便、陈酒调下三钱。治产后血闭而晕者，其效如神。

六十二、群号增损四物汤

治产后下血过多，荣卫虚损，阴阳不和，乍寒乍热。

归身　川芎中　人参中　炮姜下　甘草下　白芍下

井水煎服。

六十三、仙号茯神散

治产后去血过多，心虚惊悸，精神恍惚，言语错乱。

人参七分　甘草二分　芍药六分　归身七分　远志一钱　茯神一钱　桂心三分　麦冬一钱二分　生地七分　龙齿煅过，末一匙

加姜三片、枣二枚，井水煎服。胸前闷者加羚羊角煅末一匙。

六十四、同号五皮散

胎前产后，四肢面目浮肿，以此主之。

五加皮　地骨皮　生姜皮　茯苓皮　桑白皮

水煎，产后加牡丹皮。

【附】局方调经散

当归　官桂　琥珀　麝香　细辛　没药　赤芍

等分为末，酒和姜汁调服三钱，治产后前疾颇效。

六十五、到号五积散

治胎前产后外感内伤，一切气血病，而产后尤神。

陈皮上　川芎中　枳壳中　芍药中　当归中　干姜下　官桂

下　白芷中　茯苓中　苍术中　桔梗中　半夏下　厚朴中，胎前不用　麻黄中，产后及有汗者不用

加姜五片，井水煎服。

草豆蔻败血腹痛，气食相干，吐泻交作者加之　香附恶露不行，人涉虚者加之　黄芩热甚者加之　桃仁　苏木恶露不快者加之　丁香呕吐不止者加之

败血冲胃者用之，甚者始用间号。恶阻服此即通，发浮服此即愈。新产气血虚而感风邪发寒热者，及但发热者、头疼身痛者，并以此治之。去败血、补新血、调荣卫、养藏府，使阴阳相胜，贼邪不干，真妙药也。

六十六、迤号愈风散其方有二

治产后中风口噤，牙关紧急，手足瘈疭，角弓反张。亦治血晕并筑动，心烦颠倒，吐泻绝粒危症。

其一

荆芥略焙为末，三钱　黑豆半升，置小竹篮内　陈酒半斤，淋黑豆中，以器盛之　童便一杯，和酒调匀荆芥末，以薄为主，牙齿闭紧撬开用茶匙灌入口中，但能下咽即生矣

其二

归身一钱　荆芥等分

上为末，水一碗，酒一杯，煎七分，前症危急不能服末药者以此灌之，而受则生矣。

此二方乃屡试屡验之良方，医者不可汚视。

六十七、逦号香归白术散

治胎前产后，赤白痢初起。

白芍炒　黄连炒　黄芩炒，初起多，由渐而少　白术初起少，由渐而多　当归腹痛及赤痢多　槟榔　木香里急后重者多　陈皮上　川芎

下　茯苓中　厚朴中,姜汁炒,孕妇不用　泽泻中　甘草中　砂仁七粒

加姜五片,井水煎服。

六十八、御号清胃理脾汤

治胎前产后,赤白痢稍久。

木香　当归　肉蔻　官桂　甘草　人参　白术　白芍　枳壳　茯苓　陈皮　阿胶　粟壳

井水煎服。

六十九、香号止痢神丹

治胎前产后,赤白痢既久。

陈皮三钱　枳壳三钱　粟壳钱半　甘草钱半

赤痢俱半炒半生,白痢全炒,沸水泡服。服之当预防其吐。泡陈皮汤食呷即止,橘皮尤妙。

七十、飘号香连术苓汤

治胎前产后泄泻。

木香　黄连　厚朴　苍术　甘草　陈皮　肉桂　白术　茯苓　猪苓　泽泻

加姜二片、大黑枣二枚,井水煎服。

七十一、满号青皮道肠汤

治胎前产后,大便闭结及差经奇症。

青皮三钱　当归钱半　芍药钱半　川芎钱半　生地钱半　白蜜十匙

井水同煎,或为末,蜜汤调服三钱。

七十二、人号引脏汤

治同前,脉未全虚者用。

大黄煨　生地　熟地　升麻　归尾　桃仁　红花　甘草

七十三、间号指迷七气汤

产后行血圣药。凡有块升塞，饱闷恶心，及停食感气，胸闷恶心，遍身疼痛，膨胀并治。

藿香中　青皮下　陈皮中　蓬术中　三棱中　益智下　桔梗中　官桂下①　甘草中　半夏下

加姜五片，井水煎服。

红花胞衣不下并大黄、桃仁并用之　乌药　赤芍　归稍产后有块、升塞饱闷、恶心呕吐者加之　桃仁月水闭结成块不涉虚者加之　大黄　丁香呕吐甚者加三粒

此方神妙非常，总宜温服，兼治痞块，不可施虚弱之人，而孕妇尤不可服。

七十四、闻号玉露散

治血气虚而乳汁不下者，肉汤煎此服之即下。胃气不佳者水煎。

人参中　甘草三之一　茯苓　当归　白芷　桔梗　川芎　芍药等分

七十五、欢号猪蹄汤

治乳汁不下。亦有用蟹十只去足，烧灰存性为末，每服二钱，陈酒送下亦妙。

猪脚四只，只用下截　通草二钱　穿山甲十四片，炒黄　甘草一钱

水五斤，煎三斤，缓服，时以葱汤洗乳。亦有七星蹄一②只、

---

① 下：原脱，据"上图行本"补。

② 一："上图行本"作"二"。

木通三钱，共烧食之。

七十六、笑号催孕丹

子不育而乳膨不堪者，用大麦芽炒研细末，每朝滚汤拌服二两，三四朝愈。

七十七、须号补中益气汤

补气退热之剂。

人参倍加　柴胡倍加　归身　甘草　黄芪　白术　升麻　橘红

热甚加黄芩、黄柏，气盛加枳壳，肾虚加知母、黄柏。黄柏之性，多用损血，少用益血，医者识之。亦有加红花①、白芍、黄柏者，随症用之可也。

七十八、舆号全元保坤汤

脾胃不和，气食等症，悉以治之，允称女科圣药。

厚朴上,姜炒　苍术上　藿香中　甘草　陈皮上　茯苓中　草果下　枳壳中

加姜五片，井水煎服。

人参　乌梅脾胃虚者加此二味　肉蔻泻则加之　柴胡胁痛加之　建宁蔻胃脘痛加之　五味咳嗽身热加之　白蔻　缩砂腹痛加此二味　木香　槟榔小腹满痛加此二味　肉蔻　红花恶露不行、腹痛泄泻者加此二味　砂仁　香附食少肚痛者加此二味　苏子　砂仁胸中气塞而升上者加此二味

如法用之，手到病去，妙不可言。

---

① 花：原脱，据"上图行本"补。

七十九、一号抑阴汤

治伤独处之症。

北柴胡　秦艽　黄芩　生地　赤芍　乌梅

井水一碗，河水一碗，合煎八分。

八十、点号止衄方

鼻衄并可止，而产后不治。

黄连　赤茯　白芍　生地　阿胶　归头

水二碗，煎一碗，加入竹沥一茶瓯，再煎至八分服。

八十一、星号温经除湿汤

治肢节沉重疼痛无力之圣药。

黄连　柴胡　草蔻　神曲　木香各一钱　麻黄　独活　黄柏各三钱　升麻　羌活各七钱　甘草炙　人参　白芍　猪苓　泽泻　黄芪　陈皮　苍术各一钱

上作二服，每服加姜三片，井水三碗，煎十分，稍温一口服为妙。

八十二、毬号却邪敛血丹

治汗血。

人参　芍药　桔梗　川芎　当归　甘草　桂心各一两　熟地三两，晒干　竹茹三两

上味为末，每服四钱，用白水半盏，煎一滚服。

八十三、小号反邪归正汤

尸疰为症有五，总用忍冬藤七两，水五碗，煎三碗，早、晚、夜匀三次服。

八十四、渐号补心汤

治失血过多，心神不安，一切怪症，俱载上卷。

人参　紫苏　枳壳　桔梗　干葛　前胡　甘草　陈皮　半夏　茯苓　当归　川芎　白芍　熟地

加远志、五味尤妙。加姜五片，井水煎服。

八十五、隐号雄黄丸

治鬼胎瘀血腹痛，服此下物如蛇虫之类即愈。

雄黄　鬼臼①去毛　莽草②　丹砂细研　巴豆去油皮　獭肝炙。各五钱　蜈蚣一条，炙黄

上为末，蜜丸绿豆大，每服五丸，温酒送下。

八十六、约号人参养荣汤

治男妇气血两虚之症。

人参上　黄芪上　地黄中　白芍中　茯苓中　甘草中　炮姜中　远志中　白术中　陈皮中　当归下　官桂下　五味下，咳嗽上

井水煎服，梦遗加龙骨。

八十七、鸣号利水汤

治产后好饮，中水致病，其加减法悉载上卷。

荆芥炒　木香　黄芩炒　滑石炒　苍术　白术　槟榔　陈皮　甘草　川芎　芍药

井水煎服。

---

① 鬼臼：为小檗科植物八角莲的根茎。性凉味苦辛，有毒，功能清热解毒、化痰散结、祛瘀消肿。
② 莽草：为常绿灌木或小乔木，味辛性温，有毒，功能祛风止痛、消肿散结、杀虫止痒。

八十八、稍号鸡苏散

治呕血粪血，诸衄并效。惟痰中带血者报号主之。

茅针根①上　薄荷上　生地上　蒲黄上　黄芪中　桔梗中　阿胶下　麦门冬下　甘草下

井水煎，温服。

八十九、声号独活寄生汤

治血气凝滞，手足拘挛，一切痹症。

独活　桑寄生　杜仲　牛膝　细辛　官桂　防风　川芎　当归身　人参　熟地　芍药　秦艽　黄芪　甘草　白茯苓

加姜五片，长流水煎服。如无真桑寄生，宜以续断代之。

九十、杳号大防风汤

治疬风，男妇并效。

附子钱半　牛膝　当归　杜仲　地黄　白芍各一钱　白术　人参　羌活　川芎　黄芪各七分　防风五分　甘草三分

井水煎，加姜一片、枣二枚。

九十一、嘉号当归补血汤

黄芪一两　当归酒洗，三钱

井水煎二次，并一服服之。妇女伤饥困劳役，以致肌热者立效。若误服白虎汤必死。

九十二、宾号参苏饮

当用之病悉载上卷。

人参　苏统　枳壳　桔梗　干葛　前胡　甘草　陈皮　半

---

① 茅针根：即白茅根。茆同"茅"。

夏　茯苓

加姜五片，井水煎服。

九十三、月号小续命汤

治卒中风欲死者。

川芎　甘草　官桂　干姜　黄芩　麻黄　杏仁　赤芍　防风　防己　人参　附子素有热症者秦艽代之

加姜一片、枣二枚，精神恍惚者加茯神、远志，井水煎服。

九十四、下号振起汤

治脚气痛症。载上卷。

当归上，酒拌　木瓜上　牛膝上　苏子上，研碎　黄柏中，盐炒　川芎中　熟地中　羌活中　枳壳中　木通中　白芍下　白茯下　苍术中　香附中

加姜二片，井水煎服。服后饮陈酒一盏。

九十五、遨号种子丸

五月五日拔益母草带根，阴干为末，炼蜜为丸如弹子大。每朝二丸，百日必效。

九十六、游号固胎丹

条芩、白术为末，每服①三钱，砂仁汤下，连服数朝，胎可永安。

九十七、洞号保安丸

五月五日取益母草，去根晒干为末，炼蜜为丸如弹子大。孕八九月，每朝一丸，砂仁汤下。服二三十朝必无倒逆之患。

---

① 服：“上图行本”作“朝”，义胜。

九十八、天号催生丹

益母草四两，焦白芷、炒滑石、百草霜各二两，临产服四钱，芎归汤送下。

九十九、徐号益母丹

既产，用山楂末三钱，浓煎①益母草汤，和陈酒、童便调下。第一日二服，第二日二服，第三日一服，第四、第五日楂末减半，第六、第七日去末子止服三味，第八日并三味不服而百疾不生矣。

一百、晓号坤元是保丹

孕妇病则胎亦病，病而堕，则多两亡。此方能却胎病，使两②无恙。

青黛五钱　伏龙肝二两

二味研末，用井泥调匀，涂脐上，当孕处二寸许，干则再涂。此丹止可施于伤寒热极之症，不可概施者也，切记切记。

产后喜咸爱酸而致咳嗽者，必致痼疾终身，须自慎之。所当慎者，多人所共晓，吾不赘言。

---

① 煎：原作“前”，据“上图行本”改。
② 两：编目作“母子”。

续　集

坤元是保续集备考

坤元是保，必始调经，世业斯承，应先种子，本文或阙，续集应全。子宫冷服越号金莲，天癸滞饮国编玉质，作痛行经还宜寻盛，文号同嘉，固胎益母，正合寻多，献方莫弃。潮偏落后，具①有成方。经或参前，须凭士号。身热脉洪，无汗多渴，上焦热，郁殊良；肺胀胃泄，作泻发浮，脾土虚，如最好。胎漏菜诚妙，遗尿林勿忘。崩漏及经水横行，择况乃祟峰颖；难产并胞衣不下，检余情凤所钦。滑胎良剂，未可遗明；催产良方，尤难隐暗。蓐劳致倦，身热头疼，作寒似疟，诚产后之灾，虽好可禳；滞块不消，肋疼腹胀，时泻发嗽，实产后之病，殊号能除。有资足收子宫，得趋何须落癞②。胎由私而欲其堕，舍之飞马飞龙；积久滞而色变黄，岂复綵鸾綵凤。身孕成而尿血粪血，必用昇方；痰火注而手疼臂疼，正该寻药。彤云朝卷，亦以催生；游兴晚增，可消娠血。月经崩由接阻，紫黑痛用轻医。止渴生津，须随穀访；兼身补助，定要夕追。气虚由寝处补脾，虚痰互治；儿馁以琼筵畜乳，馁甚衾遮。胎当临月而浮，调朱何③碍；痢未五日而涩，拂弦自和。疟始有

① 具：同"俱"，都，完全。《正字通·八部》："具，又与俱通。""上图行本"作"俱"。

② 癞：同"㿉（tuí 颓）"，阴部病。《本草纲目·百病主治药上·疝溃》："腹病曰疝，丸病曰㿉。"

③ 何："上图行本"作"可"。

方，久服何①难迭用；疫堪奏效，实应②潜入绿丛。产后血气冲心，腹痛饮醑③；胎前风邪入首，头痛寻无。伤寒堕胎，头腹兼痛，恶阻惟孤可治；霍乱转筋，暑热反寒，搐发当斟最妙。又报良方诚美，鄙怀忝瓜葛，亦治骨蒸；御香圣药齐佳，高谊契兰金，也医泄痢。脏毒粪血，湿热为殃，合当却病；骨疲吐血，劳伤致疾，并要消灾。胎前产后，冒风寒而兼嗽喘身热壅痰，苴曾卓见；男子妇人，伤气血以及腰背腹痛肋疼，云谁足治。心胸嘈杂眩晕，痰火怔忡，欣斯治矣；邪正交感腹疼，气血乖逆，离更忧耶。上焦热而舌碎唇疮，索教疾去；中气滞而耳聋神愦，令见心④开。难愈心疼，任医喘急。走气作疼，须调荣卫，通和五脏，快利三焦，有烦子止；梅核作哽，要润羹汤，清理二喉，饮食百味，愿报层城。胎漏还宜阿附，子宫宜倩我收。湿气作疼，一阻便愈；咳嗽身热，惟清可安。许久积痰，头项作块，湖上寻医；感冒发热，骨节作疼，阴求采药。人虚而中满单胀，讵易成功；感寒而语声不清，少堪为治。膀胱蕴热，小便不通，甚而实热难胜，乃至大便亦秘，后车能戒，前辙何愁；脚气风气，步履艰难，以至膝疲腿疲，筋骨软弱，古方是与，奇症随消。与之兼治，头项缩筋，有孕⑤切忌。楫济能除风邪蕴热，怀孕难安。脏中积寒，荣中蕴热，按之不足，举之有余，好从川上寻方；皮内伤湿，肤外发浮，火胜则痛，湿盛则肿，好到途中觅治。湿热下坠，腿足当灾，脚膝生疮，

---

① 何："上图行本无"此字。

② 应："上图行本"作"热"。

③ 醑（xǔ 许）：古代用器物滤酒，去糟取清叫醑。也喻美酒。

④ 心："上图行本"作"新"。

⑤ 孕：原作"胀"，据"上图行本"改。

罋①水不绝，肩背沉重，骨节烦疼，胸胁不利，满身疼痛，迥出良方，堪医此症。且治鼻渊，深治鼻衄。毒热迷漫，无眠错语，因之就安；咽喉肿痛，饮食难吞，看之即愈。伤风伤寒，头痛宛然如疟，兼之产后之灾，唯璃是好；少男少女，骨蒸早已成痨，兼有五疰之苦，神树遮风。病渴喉似火烧，攀枝自效；消渴兼防②肿毒，遥望斯痊。情感忧思，邪伤脾胃，心迂③腹胀，气喘肠④鸣，二便艰涩不调，六脉虚紧而涩，见胎勿用，无孕斯投。垂青不怕发黄，入云奚致眼赤。宿痰横行经络，致疾先于手臂，或有两臂转疼，或祗⑤一臂偏痛，岑蔚可止，忧患全消。若遇眼疼，于焉便治；要消腹块，转辗寻医。合丹疗彼乳痛，思何良法；立方治他肿毒，以寄同侪⑥。孕妇口噤吐糜，神思错乱，遐心有托而清；产母血干胞涸，阻滞昏迷，眷言有方遂下。无病纵饮茶汤，急医斯止；非经每尿血水，必用款留⑦。孕妇胎热子烦，咽喉窒碍，大便尤难，曲为治法；产母血败心晕，昏窍迷离，欲语不得，伫望良方。年少不当交媾，眩晕难堪，立教无病；血块反逆心胸，叫喊欲绝，俟彼就安。失血过多，并气亦散，藏府兼虚，精神莫守，邪反干正，语辄失常，梦与鬼神交通，怕有陪伴在侧，乃生癥瘕，无故笑啼，貌转丰标，脉失度数，或迟伏，或雀啄，慎徽闱教，立退妖星。阴藏虚劳，佳音却病。良方尽此，医道通神。

---

① 罋（yòng用）：脓。
② 防："上图行本"作"行"。
③ 迂："上图行本"作"胸"，义胜。
④ 肠："上图行本"作"胀"。
⑤ 祗：同"祇"，只。
⑥ 侪（chái柴）：同辈，同类的人。
⑦ 留："上图行本"作"晋"。

续集备考编号诗①

越国盛文献，多士郁如林。况乃崇峰颖，余情夙所钦。明暗虽殊资，趋舍岂异寻。朝游接轻毂，夕寝互琼衾。朱弦有迭奏，绿醑无孤斟。鄙怀忝瓜葛，高谊契兰金。合并昔云欣，离索今难任。子止层城阿，我阻清湖阴。讵少车与楫，川途迥且深。因看璠树枝，遥见青云岑。于焉转辗思，何以寄②退心。眷言斯款曲，伫立俟徽音。

备考旧无字号，今以是诗编之。

一③、越号金莲种子丸

当归　桂心　龙齿　乌药　益智　杜仲　菖蒲　茯神　牛膝　秦艽　细辛　吴茱　桔梗　半夏　防风　白芍　川椒　附子取重八钱者，当脐开孔，入朱砂一钱，湿纸包煨　牡蛎童便浸一宿，醋浸一宿，煨过用

上为末，和秫米浓饮为丸如桐子大，即取附子内朱砂为衣，早起空心滚水服二十七丸，日加一丸，至七十二丸。虽子宫极冷者亦暖，而孕家传谓亚于遨号者，取其简也。

二、国号玉质调经饮

乌药　香附　甘草

合道号，加姜二片、韭汁半盏、童便一杯，长流水煎服。调经通用之剂。

---

① 续集备考编号诗：题名原无，校注者加。
② 寄：下文方剂仅至"寄号"止，此下编号方剂似脱，待考。
③ 一：编号"一"至"五"原脱，据"上图行本"补。

三、盛号和经散

国号加桃仁煎服。治经水将来，预先作痛。若临行作痛者，再加红花。

四、文号融经汤

红花　桃仁　蓬术　延胡　升麻　香附　黄连　黄芩
砂仁

合道号加姜三片煎。治行经作痛。

五、献号保生汤

陈皮　白术上　人参中　茯苓　麦冬中　香附下　甘草下
半夏下下　厚朴下下

病食成胎服此。有痰火而吐者去半夏、香附，加竹茹、款冬叶。此方虽系家传，因亚于门号弃而不用者四世矣，今录之，特以备参考云耳。

六、多号保神却病丸

益母去梗用叶花，十两，酒洗　川芎二两，酒洗　续断去芦，四两，酒洗　熟地八两　归身四两，酒洗　山药四两　杜仲去丝，四两，盐酒炙　茯苓二两　砂仁一两，姜汁炒熟　骨皮四两　萸肉二两　枸杞二两　香附童便浸三日三夜，淘净炙，四两　蕲艾细搓如绵，用七钱，炒黑
小黑豆细而扁者，酒拌，九蒸九晒，四两

上为末，炼蜜为丸①如弹子大，陈酒化下。或丸细，每服三钱，滚水下。力能调经安胎，却产后诸病，不论老少妇女皆宜服之。

---

① 为丸：原脱，据"上图行本"补。

七、士号调经饮

香附上　乌药上　黄连中　当归中　芍药中　甘草中　川芎下

加姜二片，储水煎服。如无，井水代之。治经水参前之症。

八、郁号桔梗汤

桔梗　连翘　山栀　薄荷　黄芩　甘草

加竹叶七片，冬加桂，秋加芎、防，井水煎服。治身热、脉洪、无汗、多渴，热在上焦之病。

九、如号平中汤

人参　白术　茯苓　苍术　厚朴　泽泻　木通　陈皮　半夏　桑皮　白芍　苏统

加姜五片，井水煎服。治身浮发肿，大便不实，肺胀胃泄之症。

十、林号茯苓汤

茯苓　白术上　泽泻　条芩　山栀　麦冬　厚朴　甘草

合道号，井水煎。治孕妇遗尿不觉。

十一、况号荆芥汤

荆芥炒黑　黄芩

合道号，井水煎服。治虚中有热，以致血崩。

十二、乃号棕灰散

棕榈皮烧灰加倍　童便制香附　人参　黄芪　蒲黄　地榆　升麻　白术盐水炒

为末，滚汤下三钱。治经血不止及崩漏。

十三、崇号①黑龙丸

黑驴粪烧灰存性，糊丸如桐子大，空心陈酒下七十丸。治症同前。

十四、峰号正癸汤

人参　白术　当归各一钱　香附钱半　白芍　川芎　熟地黄芩　白茯　陈皮各一钱　阿胶　柴胡各八分　蕲艾　砂仁各七分升麻四分　甘草

储水煎服，无储水则用井水代之。专治血崩之药。

十五、颖号留元散

阿胶蛤粉炒　白术土炒　白茯　白芍　川芎　当归　熟地白芷　升麻　香附　地榆　川断　蒲黄　甘草

储水煎服。崩漏最甚者二剂即止。

五方俱好，总不若峰号兼除他症之为愈②也。

十六、余号催生丸

真轻粉　大辰砂各一钱　雄鼠肾一对　松香一分

研末，作三十丸。难产者，温酒送下一丸，立下。

十七、情号顺生丹

腊月兔脑去皮膜，研烂　通明乳香一钱，研细　母丁香一钱，为末　麝香一钱，研细

和匀，以兔脑为丸如芡实大。男用左手，女用右手，置之瓶内，切记不可晒，并不可烘，以阴干为度。置之瓶内后，要密封瓶口，不可出气。临产仍用男左女右手取出一丸，温下。

---

① 崇号：原脱，据"上图行本"补。
② 愈：较好，胜过。

十八、凤号入神散

鬼臼取色黄者，去毛研末，如曲不用，罗用。陈酒一盏，入药一钱，煎至八分，通口服之。死胎不下者，立下；胞破不产者，立产。

十九、所号开窍丹

川芎　当归各一两　脱蔡一个，即自死龟，用酥①炙，炙过者亦可女余一两，即女人发，烧灰存性

四味为末，每服五钱，瀑水煎服。交骨不开不能生产者立产，即死胎亦下。若无瀑水，河水代之。

二十、钦号保命丹

真乳香三钱

瀑水一碗溶化饮之。不特易产，产后并无他症。

以上五方俱临产之妙剂，而彤号、华号却有胜焉。

二十一、明号滑胎饮

滑石水飞　当归　川芎　生地　山栀　茯苓　木通　枳壳白芍　甘草　广皮　砂仁

等分为末，每服三钱，临月用童便、陈酒调下，自然易产。

二十二、暗号化吉丹

冲风七钱，即灶突煤

水煎三沸，临产时饮其清者即转逆为顺。

二十三、虽号却瘵汤

柴胡上　陈皮上　芍药中　川芎中　半夏下　甘草下　人参三分

---

① 酥："上图行本"作"醋"。

产后褥劳血虚，胸饱①发热，头疼似疟非疟，用此加枣二枚、姜二片，并水煎服。家传加枳壳，咳嗽加五味子。

二十四、殊号调中汤

猪苓　茯苓　半夏　厚朴　腹皮　陈皮　木香　甘草　紫苏　木通　白术　砂仁

加去核大枣三个、姜一片，水煎服。治产后腹胀、肋疼、泄泻、咳嗽，并块在腹中，时隐时现。若滞块作痛者，加木香、槟榔；不作，泄者，服绛号。

二十五、资号收种汤

荆芥　藿香　椿皮各一两

既产而子宫不收者，以此煎汤熏洗即上。

二十六、趋号无愁汤

产妇落癞，急炒石灰一升，令热能烧草，先倾沸汤于大子桶中，随投热石灰于内，急扶病者坐于其上，汤稍温再倾沸水，癞必自上。更以三号加升麻为君，服四剂全愈，或服门号亦可。

二十七、舍号飞马饮

桃仁上　红花上　干漆　斑蝥三个　三棱　蓬术　白芷　官桂　归尾　雷丸　大黄　苏木　牛膝　牵牛　刘寄奴　水银　赤芍　凌霄花

上打胎药，水三碗，煎一碗，通口服。服之而腹痛不可忍，青菜汤加酸呷之即止。

---

① 饱："上图行本"作"胞"。

飞龙饮

麝香　鬼箭　滑石　木通　丹皮

合前方亦打胎用①。

二十八、岂号绿鸾绿凤饮

柴胡上　半夏上　茵陈上上　人参中　黄芩中　甘草中　枳壳中　茯苓中　山栀下　大黄中　黄蘗下　苍术下　茅花下

加姜五片，井水煎服。专治黄疸，男女并效。

二十九、异号四安丹

当归　生地等分　赤芍　续断减半

为末，空心，用葱白七茎煎汤调服二钱。治妊妇粪血、尿血。

三十、寻号洗络汤

人参　白术　半夏　威灵仙酒洗。各二钱　陈皮　枳实　羌活　炙草　川芎各一钱

加姜五片，水煎。治痰火流注经络，手臂疼痛。

三十一、朝号神手散

滑石飞净　川芎　归尾各二钱　益母三钱　腹皮钱半　冬葵子　人参各一钱　黄杨脑②七个

水酒各半煎服。催生神效。

三十二、游号芩胶散

晚号去肉桂加阿胶为末，每服四钱，用车前子、白茆根，水煎待温调下。治孕妇粪血、尿血。

---

① 用：原作"前"，据"上图行本"改。

② 黄杨脑：为黄杨科植物黄杨的叶，性平味苦，功能清热解毒、消肿散结。《本草纲目》："治妇人产难。"

三十三、接号清经散

莲房壳　芙蓉花等分

煅灰为末，每朝一钱，米饮调下。治经血不止，其效如神。若怕寒，则用陈酒调下。

三十四、轻号六物汤

黄连、香附

合道号，治经痛血热成紫黑块。

三十五、毂号生脉散

人参　甘草　茯苓　五味　麦冬

等分为末，滚汤调下三钱。止渴生津。

三十六、夕号三白汤

人参　白茯　白术　白芍

三十七、寝号四君子汤

大补之剂。

白术上　茯苓中　人参中　甘草下

补气补脾进食。

三十八、互号六君子汤

半夏、橘红

合寝号。兼补气血。

三十九、琼号钟乳膏

钟乳三①两　猪蹄十②个，只取下截　鲫鱼七个，取最大者

① 三："上图行本"作"二"。
② 十："上图行本"作"一"。

气血虚而乳不下者，用此熬成膏滋，更添熟蜜，每朝五钱，
陈酒送下。

四十、衾号芦草丹

漏芦　通草

气血盛而乳脉塞者，二味等分为末，每朝三钱，陈酒调下。

四十一、朱号独妙丹

山栀炒黑

孕妇通身浮肿，以一味为细末，每朝四钱，米饮下，三服
全愈。此家传之秘方。

四十二、弦号芍药汤

赤芍上　归尾上　木香中　甘草中　官桂下　槟榔下　黄芩
下　黄连下　大黄下

痢疾不拘赤白，初起宜以此方推之。五六日后及脉虚者，
去大黄。

四十三、有号清脾饮

柴胡上上　白术上　半夏上　茯苓中　黄芩中　青皮下　厚
朴下　草果　甘草

治疟初起，加姜二片、枣二枚，井水煎服。

四十四、迭号草果饮

柴胡上　苏统上　陈皮中　厚朴中　半夏中　茯苓中　甘草
中　枳壳中　黄芩中　常山下　草果下　青皮下　槟榔下

加乌梅一个，井水煎服。治久疟，不论三日、间日、日日
胎疟，男妇并效。真家传之圣药。

四十五、奏号十神汤

香附　紫苏　川芎　干葛　芍药　升麻　甘草　陈皮　白芷　麻黄此一味斟酌用

时令不正，瘟疫妄行，不问阴阳两感、风寒湿痹，皆可用之。

四十六、绿号小承气汤

大黄　枳实　厚朴

治伤寒实热。合道号为玉烛散。

四十七、�号延胡汤

延胡　川芎　当归　木香　枳壳　赤芍　桃仁　熟地　官桂

加姜三片，或加香附、乌药，井水煎服。鳌号加枳实、南星为二陈道①痰汤。治产后血气冲心腹痛，不效代以间号。血晕有因气血两虚、痰火泛上而晕者，以二陈导痰汤随气血加减，朱砂安神丸亦好，临卧用麦冬汤。

四十八、无号茶调散

川芎上　香附上　荆芥上　防风上　羌活中　白芷中　薄荷中　甘草

为末，浓茶调服二钱。治产后、胎前偏正头疼，诸风上攻，头目昏重。

四十九、孤号三元汤

柴胡上　归尾上　川芎上　黄芩中　半夏中　地黄中　甘草

---

① 道：通"导"。《说文通训定声》："道，假借为导。""上图行本"作"导"。

下　人参下　枳壳下下

加姜五片，井水煎服。治症见《续集备考》。

五十、斟号六和汤

厚朴上　半夏上　杏仁上　砂仁上　甘草中　扁豆中　香薷中　木瓜中　藿香中　茯苓中

治症见《续集备考》。

五十一、鄙号神物汤

骨皮上　丹皮上

合道号，井水煎服。治妇人骨蒸。

五十二、怀号逍遥散

白茯上　白术上　白芍上　归身上　柴胡中　炙甘草中　薄荷下　煨姜下

井水煎服。治血虚劳倦，五心烦热，颊赤盗汗，室女血弱，阴虚月水不调，痰嗽发热，肌体羸瘦，渐成骨蒸。男子亦效。

五十三、忝号桃柳汤

桃头活者七个　柳头活者七个　骨皮　枳壳　秦艽　柴胡　知母　当归　鳖甲醋炙黄

加姜三片、乌梅一个，井水煎，临卧服。治骨蒸壮热，肌肉消瘦，少力多困，夜辄盗汗。

五十四、瓜号骨甲散

骨皮　鳖甲醋炙　柴胡各二①两　秦艽　知母　归身各一两

为末，每服五钱，乌梅一个、青蒿五叶泡汤，临卧空心各

① 二："上图行本"作"三"。

一服。治骨蒸壮热，肌肉消瘦，舌红颊赤，目倦盗汗。

五十五、葛号参胡散

人参　柴胡　白茯　白术　归身　干葛　赤芍　炙草　半夏各一两

为末，用姜三片、枣二①枚，煎汤调下。治邪热客于经络，肌热痰嗽，五心烦躁，头目昏痛，盗汗，而妇人虚痨骨蒸尤当服之。

五十六、高号九平丹

肉蔻上，煨热　苍术　厚朴上　陈皮上　甘草中　白术中　茯苓中　猪苓中　官桂下

加姜三片、枣三枚，井水煎服。治腹疼泄泻，又能分利小水，真圣药也。

五十七、谊号真人养脏汤

白芍上　白术上　白茯　木香　当归中　肉蔻中　人参中　甘草中　官桂下　粟壳中　诃子

加姜二片，井水煎服。下痢赤白肚腹绞痛，或时呕吐，痢久不愈，方用此止涩之剂。家传治胎前产后一应赤白痢疾，自有契字号以来，此方即便冷淡不用。

五十八、契号滋养汤

白术　阿胶　桃仁　木香　厚朴　甘草　陈皮　人参　茯苓　黄连　槟榔

井水煎服。四时皆以胃为本，久粪血则脾胃两虚，血不流于四肢则入于胃中而为血痢。此方能滋养脾胃，胎前产后一应

---

① 二："上图行本"作"三"。

赤白痢疾并用之，颇称神妙，而冷淡谊号。有逦号则此方又复冷淡，而谊号弃置永不用矣。逦号极其神妙，永远不易。

五十九、兰号八仙汤

黑豆上，槌碎　绿豆上，槌碎　秫米上　甘草　陈皮上　紫苏中　粟壳下，蜜炙　灯草二分

治赤白下痢，昼夜无度。水四碗，煎二碗，去渣，入熟蜜一两，再煎剩一碗半，匀四次，不拘时服。虽噤口痢及肠渍者不过两三服全愈，允称仙方。

六十、金号理中汤

白术　甘草　人参　干姜

井水煎服。治阴寒腹疼①痛泻。加陈皮、青皮即治中汤，加附子即附子理中汤。

六十一、合号槐角散

槐角上　当归中　甘草中　苍术中　乌梅二个　厚朴中　枳壳中　陈皮中

井水煎服。治肠胃湿热胀满、下血脏毒等症。

六十二、并号香壳散

枳壳　香附　红花上　白芍上　青皮　陈皮　当归上　蓬术　甘草　乌梅

井水煎服。症见《续集备考》。

六十三、昔号旋覆花汤

旋覆花上　半夏胎前去之，以贝母代　甘草中　荆芥上　前胡中

---

①　疼："上图行本"作"冷"，义胜。

赤芍中　云茯苓上　桔梗上

井水煎服。症见《续集备考》。

六十四、云号内伤方

红花　苏木　桃仁　蓬术　香附　甘草　当归　苏梗　枳壳　乌药　陈皮　砂仁

加姜五片，井水煎服。治男妇有伤气血，腹肋疼痛，腰背不能转侧。家传加柴胡、延胡索更妙。

六十五、欣号半苓汤

半夏上　茯苓上　橘红上　枳实上，炒黑　川芎中　当归中　白芍中　生地中　杏仁中　蒌仁中　黄连中　香附中　甘草下　南星下　黄芩下　山栀下，炒黑

加姜汁半杯、竹沥半杯，井水煎服①。亦有加黄柏者。症见《续集备考》。

六十六、离号安和散

苍术　厚朴　陈皮　川芎　红花　半夏　香附

加姜二片，井水煎服。治邪正交攻，气血不顺，一切腹痛。

六十七、索号凉膈散

山栀上　黄芩上　薄荷中　甘草中　连翘中　大黄下　朴硝下

加灯草二十茎、竹叶七片，井水煎热，更加白蜜一匙饮之。《纲目》去大黄、朴硝，加桔梗、防风。钱氏去连翘，加藿香、石膏，名泻黄汤。二方各有用处。本方治上焦热壅，口舌生疮。

---

① 服："上图行本"作"熟"，此下还有"更加白福蜜一匙饮之"一句。

六十八、今号降气汤

桑皮　枳壳　柴胡　橘红　紫苏　骨碎补去毛，炒　五加皮
桔梗　草果　诃子煨　甘草　菖蒲　半夏曲　地骨皮

井水煎服。治气滞壅塞耳聋。

六十九、难号平心枣

荜澄茄廿一粒　沉香末三分　珍珠末三分

匀作三分，将大枣三枚去核入药，湿纸包，置火灰中煨熟。
每朝一枚，烧酒送下。治心痛神效非常。

七十、任号定喘汤

细辛九钱　麻黄　甘草　石膏各五钱　杏仁三钱　生姜七片

井水煎服。专治喘急。然重坠之剂，能生人能杀人，不可
多服，勿擅用。

七十一、子号流气饮

半夏　陈皮　厚朴　青皮　甘草　香附　紫苏　人参　茯
苓　木瓜　白术　草果　肉桂　白芷　蓬术　丁皮①　石菖蒲
麦冬　槟榔　木香　藿香　大腹皮　木通

加姜三片、枣三枚，井水煎服。治走气疼痛，调顺荣卫，
通和五藏，快利三焦。

七十二、止号二十四味调气饮

子号去菖蒲、藿香，加沉香、大黄、枳壳。治症同前。

七十三、层号四七汤

茯苓　半夏　厚朴　紫苏

---

① 丁皮：一为海桐皮的别名（见《药材资料汇编》），一为丁香树皮的
别名（见《本草纲目》），按医理，当以后者为是。

加姜三片，井水煎服。治梅核气，哽喉中如梅核，亦如破絮，咯不出、咽不下。

七十四、城号破核桃

蒲桃十个，每桃敲一孔，入朴硝二分，煎一二沸，每朝滚水食一个。治前症更妙。

七十五、阿号和胎散

桑螵蛸炙　益智仁炙

二味等分为末，每朝米饮调服一钱。治孕妇遗尿神效。又方，陈酒调服鸡毛灰一钱亦好。

七十六、我号保全①汤

白芍醋炒　香附醋炒　半夏　酒芩

合道号，井水煎服。子宫不收者即上，热不退者加黄柏。

七十七、阻号燥湿汤

陈皮　半夏　茯苓　甘草　苍术　羌活　滑石　防己　黄芩　黄柏　知母　龙胆草

加姜二片，井水煎服。治一切湿气疼痛及一切疮疥之症，男女并妙。

七十八、清号橘苏饮

陈皮　紫苏　五味　杏仁　甘草　桑皮　白术　贝母　半夏　枳壳

加姜五片，井水煎服。治咳嗽、身热等症甚妙，而亚于臾号。

---

① 全："上图行本"作"金"。

七十九、湖号连红汤

连翘　橘红　甘草　半夏　茯苓　大黄　桔梗　柴胡

加姜一片，井水煎，食后服。治头项下痰核结块。

八十、阴号荆防败毒散

荆芥上　防风上　枳壳中　独活上　前胡上　柴胡上　桔梗上　薄荷中　羌活上　甘草下　茯苓上　川芎中

加姜五片，井水煎服。治感冒发热、骨节疼痛等症，虚者去荆芥，加人参，名人参败毒散。

八十一、讵号宽中汤

人参　白术　茯苓　甘草　黄连　枳实　半夏　陈皮　知母　黄芩　厚朴　猪苓　泽泻　砂仁　干姜

八十二、少号三奇汤

桔梗_{蜜拌蒸热}①　甘草_{半生半炙}　诃子_{去核，半生半煨}

各三钱，加沙糖五钱，水五碗，煎一碗，时时细呷，一日呷尽。感寒而语声不出者即出。

八十三、车号八正散

瞿麦上　萹蓄上　木通上　车前中　海金沙中　滑石中，白者　山栀中　甘草下

加灯草三十茎，水煎。治症见《续集备考》。古方以大黄代海金沙。

八十四、与号乌药顺气散

山栀　黄芩　薄荷　甘草　荆芥　川芎　当归　桔梗　芍

---

① 热："上图行本"作"熟"，义胜。

药　滑石　石膏　半夏　防风　白术　芒硝下下　大黄下下　麻黄下下

　　加姜三片，井水煎服。治诸风蕴热等症。惟孕妇不可用。

八十五、楫号失方

八十六、川号生骨散

生地　骨皮　人参　柴胡　知母　石膏各一两　茯苓五钱

为末，每服一两，姜三片煎汤调下。症见《续集备考》。

八十七、途号湿气方

归芍芎甘柴二麻，荆芥①羌独好交加，葳仙桔实苓苍葛，白芷生姜总一家，下部宜加黄柏炒，妇人必用酒红花，肿加大腹槟榔泽，定痛方知没药嘉。

水煎。

八十八、迥号拈痛汤

黄芩酒炒　茵陈酒炒　羌活各一钱　全归酒浸　人参　防风　白术炒　泽泻　知母酒炒　猪苓各钱半　炙草　苍术　升麻　苦参　葛根

　　井水煎服。治湿热脚气为病，骨节烦疼，肩背沉重，胸胁不利，满身疼痛，脚膝生疮，脓②水不绝。

八十九、且号六仙丹

人参　黄芩　甘草　川芎　麦冬各二两　防风两半

　　每味称准，为末，每服二钱，沸汤点食后服，一日三服。鼻渊中之最凶者亦可治。

---

① 芥："上图行本"作"防"。
② 脓：原作"浓"，据"上图行本"改。

九十、深号三黄八仙汤

黄连　黄芩　黄柏　山栀　甘草　桔梗　生地　薄荷

水煎。治鼻衄神效。

九十一、因号四黄汤①

黄连　黄芩　黄柏　山栀

水煎。症见《续集备考》。家传加柴胡合道号，名柴胡解毒汤，治潮热。加防、翘，名金花丸，治风热妙甚。

九十二、看号清肺饮

桔梗　荆芥　元参　薄荷

合道号加灯心甘茎，水煎。治咽喉肿痛。

九十三、璃号小柴胡汤

柴胡上　甘草下　半夏中　黄芩中　人参斟酌用之，不可擅用

加姜二片、枣二枚②。治伤寒伤风头痛，寒热如疟，及产后寒热往来。

九十四、树号麦煎散

赤苓　当归　干漆　鳖甲醋炙　常山　大黄煨　柴胡　白术
生地　石膏各一两六钱　甘草八钱

为粗末，每服三钱，加小麦四十九粒同煎，临卧服。专治少男室女骨蒸黄瘦，口臭肌热，盗汗。兼治妇人风血攻疰四肢，极其神效。

九十五、枝号天花汤

天花粉上上　知母上　黄柏中　五味中　人参中　骨皮中

---

① 九一……汤：原脱，据"上图行本"补。
② 枚："上图行本"此下有"水煎服"三字。

黄芪中　麦门冬中　芍药中　贝母下　陈皮下①

井水煎服。治男、妇一切渴症。

九十六、望②号栝蒌汤

黄连上　瓜蒌根上　忍冬藤上　桔梗中　人参中　麦冬中　干葛中　甘草下　茯苓下下　泽泻下下

水煎去渣，加白蜜三匙服，可消渴③，以防肿毒之作。

九十七、见号苏子汤

苏子上上　腹皮上　橘红上　半夏中　厚朴中　木通中　白术中　枳实中　人参五分　草果下　木香下　甘草下

加姜二片、枣二④枚，井水煎服。治忧思过度，邪伤脾胃，心腹胀满，喘促胁鸣，气走漉漉有声，脉虚而涩等症。唯孕妇不可服。

九十八、青号茵陈五苓散

茵陈上　猪苓中　泽泻中　白术中　茯苓中　官桂下，亦可去

加姜二片，井水煎服。专治发黄。

九十九、云号洗肝汤

山栀　薄荷　大黄酒煮　川芎　防风　甘草　羌活　归梢

井水煎服。治男女暴发赤眼。

一百、岑号活络汤

半夏　茯苓　陈皮　甘草　苍术　白术　胆星　酒芩　香

---

① 下：原脱，据"上图行本"补。
② 望：按词牌编号应为"遥"。
③ 消渴：此谓消除口渴之症。
④ 二："上图行本"作"一"。

附　当归　羌活　威灵仙

加姜五片，井水煎服。治宿痰失道，横行经络，以至臂痛，时或转移一臂，或只一臂疼痛。

一〇一、于号归栀清痰饮

当归　山栀　川芎　赤芍　生地　白芷　柴胡　桔梗　甘草　连翘　覆花　陈皮　枳壳　葶苈子　羌活　黄柏　灯心

井水煎，食后服。治男女眼疼，白眼红肿。

一〇二、焉号洗睛方

黄芩一钱　黄连一钱　山栀七分　当归七分　川芎七分　薄荷　甘菊一钱　升麻五分　甘草五分　防风五分　蔓荆子七分

为末，前症之最凶者，每朝只取三钱，置茶盏内，沸汤冲满洗之竟日，明日更用二钱，如前再洗，多不过三日全愈。真屡试屡验之良方也，毋忽。

一〇三、转号治块方

人参　茯苓　柴胡　半夏　陈皮　枳实　当归　川芎　木香　砂仁　香附　甘草

加姜五片煎①。治腹中有块。

一〇四、辗②号消块汤

黄芪、芍药，合转号，去木香、砂仁。

一〇五、思号保囊卵

乳香　没药　血余灰各九分

用鸡卵一枚，微击其头，出黄，白减半入药，再调匀极，

---

① 煎："上图行本"作"井水煎"。
② 辗：原作"转"，据"上图行本"及编目诗改。

仍入壳内，纸封于饭上蒸熟食之。乳痈最凶者，三卵全愈。

一〇六、何号仍酥汤

瓜蒌一个，捣碎　当归五钱　甘草节三钱　橘叶廿一片

水酒各半煎服。治乳痈不亚前方。

又方　瓜蒌一个，煅灰，酒调下亦好。

乳痈有脓，不妨用刀竖决，若横决则永不收口而成痼疾矣。不论已成脓、未成脓，只服三方，而思号尤好。

一〇七、以号连翘饮

连翘上　羌活上　金银花上　当归上　枳壳中　乌药中　桔梗中　川芎中　陈皮中　荆芥中　防风中　山栀中　槟榔下　甘草下　青皮下　厚朴中　白芷中

治一切痈肿、疮疡、乳痈，一名铁帚散。有瘄者，加人参、僵蚕，妙不可言。

一〇八、寄号托里散

黄芪上　防风上　人参中　当归中　桔梗中　川芎中　厚朴中　白芷

治一切肿毒，排肿①托里，陈酒煎服。

一应肿毒，不论已溃未溃，服此即愈。初发复发，倍加官桂；溃后口渴者，加五味子、麦门冬；嘈杂者②，加半夏；虚汗者，加白芍、五味子。

---

① 肿："上图行本"作"脓"，义胜。

② 者：原脱，据"上图行本"补。

跋①

　　呜呼！此余内父仲昂公竭一生之精力以为燕翼之谋②者也，乃竟以嗣③续乏人授予。予不材，虽读其书，实未能神而明之，然未尝敢以私智稍移易也。以故利济于世者盖百不失一焉。今余亦既衰老矣，后之为我嗣④续而食前⑤之德，慎毋以前人之嘱累忽诸。

---

　　①　跋："上中医无格本、蓝格本"均题"郑亭著"，而"上图楷本"、"上图行本"皆无。查郑氏家谱、相关地方志未见郑亭其人，待考。

　　②　燕翼之谋：《诗经·大雅·文王有声》曰："丰水有芑，武王岂不仕，诒厥孙谋，以燕翼子，武王烝哉！"原指周武王谋及其孙而安抚其子，后泛指为后代作好打算。燕，安。翼，敬。

　　③　嗣：原作"似"，据"上中医无格本"改。

　　④　嗣：原作"似"，据"上中医无格本"改。

　　⑤　前：原脱，据"上图行本"补。

附录 原书中抄录的非本书内容

尝有新婚人漆咬，认作发风毒症，新漆嫁事所触故也。必以明矾煎浓拭之，三四次即效。凡人漆咬治同。

臁　疮

治药用铜尿鳖①中真人中白，研细末扑上即愈。先以冷茶净之后，以药敷之。

中风药酒方

归身　防己　桑寄生各三钱　白鲜皮二钱　秦艽二钱　熟地干菊花各五钱　川芎二钱　续断　豨莶草各三钱　金毛脊三钱　独活二钱　羌活二钱　制半夏三钱　藁本二钱　加桂皮三钱　大牛膝五钱　桑枝一两　甘草三钱

用好滴②花烧酒二十斤浸数日，早晚随量饮。如酒尽，再用陈酒二十斤，水内隔坛煎滚一炷香取起，退火毒五日，早晚随量饮之。

催生煎方神验

当归一钱，酒洗　川芎钱半　荆芥穗八分　黄芪八分　厚朴七分，姜炒　蕲艾七分　甘草五分　川贝一钱，去心　枳壳六分　菟丝饼一钱四分　白芍一钱二分，冬天只用一钱　羌活五分

---

① 尿鳖：即尿壶。
② 滴：方言，同"的"。

加生姜二片，河水煎服。

　　上药用要戥①子照数称明，勿多勿少，遵炮制不可草率。用水二碗，加姜三片热服。此方专治产难横逆不顺，虽六七日不下者，一服立下。若将足月，可预服一剂，以子时空心服之，临产可保万全。此方神妙不测，切勿藐视不服，传方之人已验过千百次矣。特抄出与诸君子结缘。

附：七绝脉诀歌

雀啄连连三五啄，忽止又复肝家绝。

鱼翔似有亦如无，末而强动心脉绝。

屋漏半时一点落，此乃胃家脉已绝。

解索搭指见散乱，乍数乍疏脾脉绝。

虾游指下忽一跃，进退难寻大肠绝。

釜沸无复止数来，有出无入肺脉绝。

弹石沉于筋骨间，劈劈急硬肾中绝。

此皆脾气已消亡，脏元已竭死期即。

生化汤

　　川芎一钱　当归五钱　炙草五分　炒干姜夏四分，冬五分　桃仁十粒，滚水泡，去皮，研

　　上药用陈酒半杯、水二碗，煎至一碗。未产预煎一剂，俟产下　刻，作二次温服。如口渴加麦冬、五味子，伤食加山楂、麦芽。专治儿枕痛，恶露不行，血气暴虚。此保产之圣剂也，

────────────

　　① 戥（děng 等）：一种小型的秤，用来称金、银、药品等分量小的东西。

产后连服三四剂，永杜百病。_{产前一刻须服前方}①，_{产下一刻倍服此方。}

安坤至宝丹

黄芪_{蜜炙，一两五钱}　川杜仲_{盐水炒，二两}　野芋术_{土炒，二两}　条芩_{酒炒，一两}　茯神心_{乳浸，七钱五分}　甘枸杞_{炒，一两}　川续断_{酒炒，一两}　北五味_{三钱}　杭白芍_{酒炒，七钱五分}　丹参_{酒炒，七钱五分}　甘草_{五钱}　大熟地_{酒炒，二两}　真阿胶_{蛤粉炒，二两}　血余_{不见火煅，大块者，无秽气，一两}

用益母草数斤炒熬收膏，和入诸味细末，炼蜜为丸，先上朱砂，后以金箔为衣，每丸三钱，按症引之。

交骨不开方

车前子_{微炒碾，五钱，大河顺水煎}　雄黄_{烧灰}②，_{阴瓦存倍，五分}　蝉蜕_{五个，去足}　麝香_{五厘}

酒煎服。

---

① 前方：指"催生煎方"。

② 烧灰：雄黄加热到一定温度后，在空气中可以被氧化为剧毒的三氧化二砷，即砒霜。如此应用，须谨慎。

校注后记

一、作者与成书

昆山郑氏女科是著名的家族世医，自南宋始，流传至今已经历二十九代，有八百多年历史，绵延不断，薪火不息，堪与青浦何氏世医相媲美，在中外医学史上实属罕见。郑氏女科之学术以抄本为载体，郑氏女科抄本是通过口述笔录并逐代予以充实的秘不外传的家族性抄本。本书为郑氏女科现存系列著作中成书最早的一部，是郑氏女科学术流派形成的奠基之作，具有较高的学术价值。

本书旧题"有吴薛轩仲昂氏辑"，有学者研究认为，薛轩与薛将仕可能同为一人，将仕有可能是官阶[①]，郑氏后裔郑文康所著《平桥稿·薛将仕祠堂记》载："旧题其主曰外祖薛三十将仕神主，盖三十疑是行，将仕疑是官阶。"据《开封郑氏世谱·昆山支》和《昆山县志》记载，薛将仕为南宋昆山县城（今玉山镇）人，精于医术，尤擅女科，治多良效，人称"薛医产家"[②]。

《李医郑氏家传万金方秘书初集·薛郑世医记》载："郑……居平桥玉带河之北，薛居玉带河之南，其南北对岸俱岑楼。薛无子，止有一女；郑习儒，亦止一子。薛女居楼针指，郑子居

---

① 任宏丽. 郑氏女科抄本研究. 上海中医药大学博士学位论文，2008：1，11

② 马一平. 昆山郑氏妇科二十九代世医考. 中华医史杂志，2000；30（2）：76－81

楼习经史，两意目送，遂以通情……合为夫妇焉。故郑之子孙遂得薛之秘书而专女科，故云薛医产科。"是言薛家无嗣，招郑子为婿，并传之医术，为郑氏女科之始。而明代郑文康《平桥稿·薛将仕祠堂记》记载与之稍有出入：薛将仕因无子嗣，传医术于女婿钱氏，钱氏复传医术于婿郑公显，郑氏遂世业女科。钱氏名字均佚，无从考据。

据书中所载，本书成书于"南宋隆兴三年九月"。考"隆兴"为南宋孝宗皇帝年号，只用两年，而书中所述"隆兴三年"，可能由于南宋时局不稳，交通不便，通讯困难，皇帝变更年号民间尚未知晓。故推测本书可能成书于孝宗乾道元年，即公元1165年。

薛氏在本书自序云，其"少时习医，今古良方，靡不博览，焦心劳思四十余年，始得成帙"，"诚屡试屡验不易得之奇方也"，遂视为传家瑰宝，"精金美玉，为用易尽，此用之不尽者也，秘之足以为恒产"，告诫子孙，"不可轻视苟传，虽翁婿甥舅师弟之亲且切者，亦不可借观"。因其秘不外传，为医界所诟病。而其后人郑恰敬（为郑氏传医之始祖郑公显之侄）为之辩解曰："欲其精不得不出乎专，不得不出于秘。苟不秘此书而滥及于人……而郑氏之业终矣……以是书广其传，反以是书绝其传也……惟秘之……非特郑氏之幸，实天下之幸也。"（《李医郑氏家传万金方秘书初集·题辞》）故本书主要在郑氏家族内部世代相传。

在流传过程中，郑氏子孙业医者根据自己的临床实践和学术见解不断修订完善本书，使本书内容不断丰富，今日所见《坤元是保》已非薛氏当年所著之原貌。如书中出现引录朱丹溪、李东垣等医家的方论，卷上"崩漏脉"有"东垣言主于寒而不言热者，间有之耳，热其常也。丹溪谓有虚有热，虚则溜下，热则流通"，卷上"杂症"篇有载"无病而嗜茶者，奥号主之，丹溪糖拌白术膏亦好"，下卷"霁号益胃升阳汤""须号补中益气汤""嘉号当归补血汤"以及续集"迥号拈痛汤"均为李东垣代表方，卷下"早号归术破癥汤"首见《古今医鉴》卷十一，"彤号佛手散"最早见《古今医鉴》卷十二，续集"弦号芍药汤"出自金代刘完素《素问病机气宜保命集》，续集"阴号荆防败毒散"为明代方剂，续集"索号凉膈散"后提到《本草纲目》加减。另外，书后抄录有一些非本书内容，如"臁疮""中风药酒方"等，均是后人所为。

二、吴中文化与医学

郑氏女科产生与"吴中"经济发达、社会稳定、文化昌盛密切相关。今日苏州地区古时称"吴中"，地处长江下游的太湖东北面，土地肥沃，河网密布，气候适宜，素被称为"鱼米之乡"。从三国时期的东吴，这里的经济就已经相当发达。隋代大运河开凿通航带来的交通便捷，促进了吴中经济社会的快速发展。至唐代白居易任苏州刺史时，苏州已是拥有50万人口的繁华大都市了。到南宋，中原地带战乱频发，而江南水乡社会相对安定，随着政治中心的南移，以苏州、杭州地区为中心的江南成为全国政治经济中心的地位已经确立。《周忠毅公奏议·卷一》称"东南一带，则尤国家之根本之本也"，"苏民精于农事，亩常收米三石"（陈道瑾、薛渭涛《江苏医人志》），可见一斑。

经济是社会生活的基础，也是文化发展进步的基础。吴中地区经济上的繁荣，为吴中医学文化的繁荣奠定了坚实而丰富的物质基础。北宋景祐二年（1035年）范仲淹创建苏州州学

（后改府学，今文庙），首开东南兴学之风，并影响全国，不仅富家豪门尚文重学，即使"田野小民，皆知以教子孙读书为事"（《江南通志·风俗·卷十九》）。明代大学士徐有贞曾自豪道："吾苏也，郡甲天下之郡，学甲天下之学，人才甲天下之人才，伟哉！其有文献之足证也。"（徐有贞《苏郡儒学兴修记》）自隋代开始科举考试以来至清末废除科举制度，苏州地区有记载的文、武状元共 60 位（文状元 54 位、武状元 6 位），数量之多遥居全国各城首位（李嘉球《苏州状元》）。与此同时，由园林建筑、刻书藏书、诗词文章、书法绘画、昆曲评弹、通俗文学、工艺美术、刺绣雕刻、菜肴糕点等构成的"吴文化"早已闻名全国。

发达的经济文化孕育、造就出大批医家和医学名著。汉至民国，仅有文献记载的医家就有两千多人，医著 1179 部，形成了独具特色的"吴中医学"。由于吴医中儒医比例较高，故能注重医疗经验的总结，并从理论上来加以阐述，推动医药著作的撰写，促进医学学术经验的保存、交流和传播。明清时期，特别是温病学派的兴起，吴中地区成为了全国的医学中心。近代著名中医学家丁甘仁先生尝谓"吴中医学甲天下"，此言不虚。

同时，吴中地区形成了尊重医生、崇尚医学的社会风气，医生被尊为是仁义神圣、救苦救难的职业，受到全社会的尊敬，从吴中三皇庙、药王庙的历史盛况即可见一斑。由于医生职业之崇高，吸引了大批有志之士献身医药事业，而世医家族的后代更愿继承祖业，钻研医术，使家族医疗经验逐步积累、整理、深化、提高、完善。吴中地区历史上就有数十家相传十多代以上的著名世医。

三、郑氏女科简述

据马氏考证，郑氏祖籍河南开封，系周宣王弟友郑桓公之裔。祖辈多有功名，王侯卿相，多不胜数，如第六世郑氏为宋徽宗之显肃皇后，第七世居中为宋太保、燕国公、追封华原郡王等。居中次子郑忆年，为宋政和八年进士、资政殿大学士。因靖康之变，郑忆年于建炎三年（1129 年）率家百余口随宋高宗南渡，定居昆山，建第于县城通德坊，为迁昆始祖①。

郑氏女科的始祖为薛将仕。薛氏精于医术，尤善女科，凡经、带、胎、产诸症而求治者，均能应手奏效，故而声震东吴，人称"薛医产家"。薛氏无子嗣，将医术传于女婿郑公显（另一说，薛氏将医术传于女婿钱氏，钱氏亦无子嗣，复传医术于女婿郑公显），郑公显乃郑忆年五世孙。至此，郑氏专精女科，代代相传，中无间断，至今已历二十九世，形成了中外医学史上罕见的世医——"郑氏女科"。

郑氏后代，刻苦专研医术，名医辈出，影响不但遍及吴中，入朝为太医者也甚多。如第七世郑壬，永乐十二年以儒医荐征为南京太医院医士，不久又被选为太医院名师，洪熙元年又被诏入北京太医院，赐三品服俸。第八世明代郑文康，为正统十三年进士，授官观政大理寺。第十一世郑宗儒，明正德十三年被荐入太医院，授御医，后晋升为院判，嘉靖年间赐五品服。第十二世郑若皋，以庠生应明医选，任太医院吏目，凡内廷宫眷染疾，投药辄效。第十五世郑之郊，天启四年征授太医院吏目，疗疾多奇效，不久晋升为御医。第二十八世，当代郑绍先

① 马一平. 昆山郑氏妇科二十九代世医考. 中华医史杂志, 2000；30（2）：76-81

于 1991 年被定为全国首批 500 名老中医药专家学术经验继承指导老师之一。

郑氏女科学术以抄本为载体,在家族内部相传,视若至宝,从第一代薛氏开始即要求秘不示人,从无刻本,代代手抄相传。由于在家族内少量的流传,战乱、灾祸等原因可能致使大量郑氏女科抄本毁损、佚失。在传抄过程中,也存在抄错、擅改、误改等可能,也有不断补充、完善等情况,故流传至今的抄本可能已经不是当初的原貌。也有将原书增加个人心得或删去部分内容,重新调整编排,成为一部新的郑氏医书。现存的抄本不乏理法方药齐备,是有重要临床意义的好书。

目前尚存,在国内各大图书馆珍藏郑氏女科抄本为 19 种、38 部[1]。有《坤元是保》《女科万金方》《女科济阴要语万金方》《薛氏济阴万金书》《郑氏女科秘方》《郑氏女科家传秘方》《郑氏女科集义》《妇科约囊万金方》《郑氏女科真传》《家传产后歌诀·治验录》《郑氏女科秘传经症胎前产后问答方书》《胎宝百问》《产宝百问》(陈犹兴重订本)《产宝百问》(省身斋抄本)《金梦石产家要诀》《薛医产》《薛氏秘传郑氏胎书家藏之宝》《郑栎庵女科万金方传灯》《薛氏万金方》等。现存郑氏女科抄本从内容上看,无非两种:一是论述女科经、带、胎、产的生理病理、证治方法,二是分门别类(如按诗词编排等)记述家传有效的妇科良方两百多首。

郑氏女科抄本是郑氏家族留给我们的珍贵医学遗产,蕴涵着诸多精辟的理论,记录了历代郑氏医家独到的医学见解与丰

① 黄璐,郑天如. 江苏昆山世医——郑氏女科抄本医书浅识. 上海中医药杂志,2006;40 (8):57-58

富的临证经验，是我们诊治各种妇产科疾病的极为重要的医典。历代医家对郑氏抄本医书都非常重视，为能得到郑氏抄本不惜重金厚惠，或者用自己收藏的珍贵秘本相互交换，而一旦得以传抄郑氏抄本，皆奉如至宝而秘藏。如《冷庐医话·妇科》曰："《坤元是保》，宋薛仲昂轩所著，历代女科书皆未之采，书中不乏精要之论、易简之方，询为女科秘笈。咸丰丁巳，吴晓钲以重值购自吴门，借余录之。"

郑氏女科抄本，始于薛将仕传授女科的医疗经验以及女科效方，经郑氏历代后裔不断增益、修改、整理、演绎而成，但仍署"宋薛将仕撰"、"宋薛古愚撰"、"宋古愚薛将仕撰"，有学者认为，此乃为遵祖之礼，这些抄本所谓的成书时间也不大可靠①。但这些郑氏抄本虽托名、托古，而其确是郑氏历代医家们刻苦专研独到的理论、勤于实践的丰富经验的结晶，具有较高的学术和实用价值。如果对郑氏女科抄本医书展开全面、深入的研究、挖掘，对拓展当前中医妇科疾病的治疗思路、丰富临床诊疗方法，都具有较大的现实意义。

四、《坤元是保》与相关郑氏女科抄本间的关系

郑氏家族庞大，抄本流传时间漫长，又是手抄相传，没有刻本，郑氏女科抄本之间关系相当繁杂，内容交错，我们有必要理清《坤元是保》与相关书籍之间的关系，尤其是上海图书馆藏小楷本后附有《李医郑氏家传万金方秘书初集》一卷，其与《坤元是保》有一定的源流关系。

《坤元是保》是郑氏女科抄本中成书最早的一部著作，奠

---

① 马一平. 昆山郑氏妇科世医起源和医著考辨. 中医文献杂志, 1999；(3): 39 - 40

定了郑氏女科的学术基础。《坤元是保》成书后，在很长一段时间内，指导着郑氏女科临床。直至明代，郑氏家族名医辈出，编撰了一系列著作，其中郑守恒编撰的《女科济阴要语万金方》是其中影响较大的一部。是书将《坤元是保》上卷原文中"调经"、"胎前"、"产症"、"产后"、"杂症"五个部分，重新梳理，并将涉及的方药加以精心编排，辅以"守恒云"的按语，补充临证经验处方整理编撰而成①。"守恒云"的按语多是作者对家传方药的临证心得，而且补充了新方61首，无词牌字号编排。

有学者考证，上海图书馆藏《坤元是保》卷后所附《李医郑氏家传万金方秘书》部分原文直接抄自《女科济阴要语万金方》，甚至包括郑守恒按语，并在《女科济阴要语万金方》原文基础上参入作者的临证心得②。在篇幅上，《李医郑氏家传万金方秘书》比《女科济阴要语万金方》少，但是前者内容更加丰富，如《女科济阴要语万金方》中"治经水"门有"女人年四十以上，经事一月两至者，多成淋病"，《李医郑氏家传万金方秘书》中相应条文作"老年妇患血淋血崩，不拘小腹痛与不痛，脾胃实与不实，只宜安胎饮加泽泻，或补营汤治之。若遽用八物汤加芩连，则坏其脾胃，更何恃以祛病？"作者对临床的种种可能做了相当细致的描述，并给出了方药，避免可能的误治，将老年妇人血淋病生动地落实到临床实处。

关于"李医"，《李医郑氏家传万金方秘书初集·薛郑世医记》有言："薛又姓李，医不忘本也。"故"李医"即"薛医"，

---

① 任宏丽，段逸山. 抄本《女科济阴要语万金方》研究——兼论与《坤元是保》的关系. 中医文献杂志，2009；（2）：17－19

② 任宏丽. 郑氏女科抄本研究. 上海中医药大学博士学位论文，2008

也即"郑医"。

清代郑元良《郑氏家传女科万金方》是郑氏女科著作又有一部力作。经核对，《李医郑氏家传万金方秘书》的绝大部分条文都出现在《女科万金方》中，只是个别词句有出入。在体例上，《女科万金方》与《李医郑氏家传万金方秘书》都分为"调经"、"胎前"、"产后"几部分，但前者篇幅大大增加，达14万字之多。《郑氏家传女科万金方》一书新补充的内容由如下几部分组成：

1. 作者临证经验心得，如《李医郑氏家传万金方秘书》"妇人女子骨蒸痰嗽，脉七八至，视其肌肉消瘦之极，此必死之症，勿与药。"而《女科万金方》中作"妇人女子经闭成痨，骨蒸痰嗽，诊其脉七至八至，视其肌肉消瘦之极，水干火亢，脾阴已极。若脾胃实者，尚可服二生丹；不然，此必死之症，虽药无益也"。指出了此症的病机，补充临床处理方法。此后，作者更详细地列出了"二生丹"的组成、主治和服法。

2. 摘录部分《女科济阴要语万金方》的条文，并有发挥，参入自己心得经验。如"杂症门"内容主要来自《女科济阴要语万金方》。

3. 摘录《妇人大全良方》部分内容，卷二"胎前门"中的"多男子论"、"转女为男法"、"诊妇人娠脉歌"等内容，都来自《妇人大全良方》。

4. 摘录《女科百问》部分内容，如卷二"胎前门"中"十月怀胎调治法"、卷四"产后门"中"产后二十一论"等，都出自南宋齐仲甫所著之《女科百问》。

5. 郑氏女科其他书籍以及家传经验。

所以，《坤元是保》、《女科济阴要语万金方》、《李医郑氏家传万金方秘书》、《郑氏家传女科万金方》之间的关系，可以判定为：

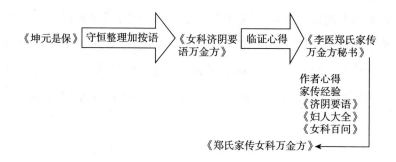

综上所述，郑氏女科抄本之间存在复杂的关系，郑氏后人在家传的基础上，结合自己临床经验和心得体会，将家传抄本重新编辑，或增、或删、或改，成为新的著作，使家传经验代代积累，形成了洋洋洒洒、流传八百年的郑氏女科流派。

五、学术概要

1. 学源经典，广涉诸家

经典是中医学术的源泉，历代医家无不受经典熏陶而有所成就。郑氏女科也从经典著作中广汲营养，作为其学术之根基。如《坤元是保·上卷·诊脉》开篇即曰："诊脉之法，当以平旦，阴气未动，阳气未散，饮食未进，经脉未盛，气血未乱，络脉调匀，诊之为得。"直接取自《素问·脉要精微论》。《上卷·调经》论五损"损其肺者益其气，损其心者调其营卫，损其脾者调其饮食、适其寒温，损其肝者缓其中，损其肾者益其精"则出自《难经·十四难》。

《坤元是保》论脉，其法多从《难经》《脉经》。如《上卷·诊脉》"男尺弱寸盛、女尺盛寸弱为顺"，即从《难经·十九难》"是以男子尺脉恒弱，女子尺脉恒盛，是其常也"演化而来。《上卷·诊脉》"一息一至为败，为离经，为无魂，为夺精，为死。二呼一至为命绝，为怪。一呼再至、一吸再至为和平"，则出自《难经·十四难》。《上卷·寸口表里脉诀》《关中表里脉诀》《尺脉表里脉诀》多采自《脉经·卷二·平三关病候并治宜第三》，详细论述了寸、关、尺三部各脉主病。

《伤寒杂病论》是中医学史上划时代的著作，奠定了中医临床的基本面貌。《坤元是保》采用大量经方来治疗妇人疾病：如绿号清神汤即甘麦大枣汤，治疗孕四五月无故悲泣，有如祟状；晚号五苓散治妇人转胞；绿号小承气汤治疗妇人伤寒实热；金号理中汤治疗妇人阴寒腹疼痛泻；璃号小柴胡汤治疗妇人伤寒伤风头痛，及产后寒热往来。

另外，《坤元是保》还广泛吸收后世各家学说经验。如其治妇人血气凝滞、手足拘挛痹证之声号独活寄生汤，治妇人卒中风欲死之月号小续命汤，均采自《备急千金要方》；其谓"产后行血圣药"——间号指迷七气汤来自《全生指迷方》；治男妇气血两虚之症之约号人参养荣汤出自《三因极一病证方论》；宋代官方医著《太平惠民和剂局方》的有效经验和方剂，被《坤元是保》大量采用，二陈汤治疗妇人各种痰证及痰湿之体，藿香正气饮治胎前、产后四时感冒、霍乱、吐泻，失笑散治生产血去过多而胞衣干涸不出者，平胃散去恶增新、下死胎，十全大补汤治疗下血过多而血晕者，五积散治疗胎前产后外感内伤一切气血病等。

本书熔上至《内》《难》、下至明代的学术经验于一炉，运用于妇人一科，形成了独特的郑氏女科。

2. 辨证论治，未有偏执

辨证论治是中医的精髓，它透过复杂的病情和矛盾的症状，找到疾病的本质——病机，采取针对病本的治疗而达到"一推其本，诸症悉除"的目的。但辨证论治并非易事，往往由于医者学术的偏向、眼界的局限、思辨的错误等，而不能客观准确地辨证，或偏执一方一法，或见某病、某症只用某方，失去了中医治病的精髓。《坤元是保》以其开放的兼容并收的学术思想、熟练的四诊功底、丰富的临床经验，以及客观严谨的思辨能力，对妇科疾病的辨证不偏不倚，深入细致而准确，为妇科临床树立了典范。

如《上卷·调经》篇论闭经，列数了七种不同病机："经闭有因脾虚而不能生血者，有因脾伤而反耗血者，有因胃火而血消烁者，有因兼损脾胃而血衰者，有劳伤心、怒伤肝而血衰者，有肾水不足生肝而血衰者，有肺虚不能行血者。"并针对一般医生专用通经破血之药治疗闭经，明确指出"若血块凝结，的有实据，方可行血通经。"《上卷·胎前》论妊娠出血，分析了三种不同病机、不同后果及处理方法："有身肥而血盛气衰者，胎必不损，固不必治。有荣经伤于风而动其血者，则专治其风，经信自止，胎亦无虞。有胎衣不固，又为诸症所伤而漏下者，气虚而有热也，用门号去艾，加砂仁、香附，再服都号而后可。"并一再告诫："三症大相悬绝，不可不慎者也！"《上卷·产后》论产后发热，有"阴血虚耗，阳气浮散于外"而发热，有"产后脾胃虚损，有伤饮食而发热"，"有恶血未净"而发热，"有感冒外邪"而发热等，并指出了相应的辨证要点及治法，如恶血未净必腹痛，感冒外邪有头痛等，辨证细致，符合临床实际。

3. 病根于心，解郁为先

本书认为，妇人性善嫉妒，情感用事，病根于心，是为难治。心情不舒，气机郁滞，百病由此而生，此正是《内经》"百病生于气"之意。后世《丹溪心法·六郁》也指出："气血冲和，万病不生，一有怫郁，诸病生焉。故人身诸病，多生于郁。"故本书开篇即精辟指出："妇人一科，古人称之曰难。爱必溺，憎易深，意最著，情实偏，牵恋生忧，憎恶蓄怨，嗜欲过于丈夫，感伤倍于男子，心结不散，此数者，病之根也。"并指出，要治妇人之疾，"必去其根，根不去，苗必复发"（《坤元是保·自序》）。

本书治疗妇人疾病，时刻贯穿着"病根于心"之理。如《上卷·经候脉》在解释妇女右寸脉浮长之理时指出，此"气盛也，盖女子善怀多妒忌而易于郁结，不遂意而忿懑，塞于胸中，由是而血日消，气日盛，阴阳交争，乍寒乍热，食减形羸，百病蜂起"。并进一步说明，"尼姑、寡妇、士大夫商贾之妻，及长年闺女……相思相忆"，常有此病，此脉理为"厥阴肝脉，弦出寸口，又上鱼际者，阴盛也，有所思而致之也"。《上卷·调经》在阐述痛经之理时指出："况妇人性鄙且热，嗜欲倍焉。五志之火，恒烛于中，而风冷必外入，经必痛。"把痛经归纳为内有五志之火、外受风冷侵袭所致。《上卷·杂症》有大量关于情志致病的论述，"妇人鼻衄多因怒气而发。""凡虚劳之疾，皆由情欲过度，营卫伤劳，百脉空虚，五脏衰损，邪气扇入。""骨蒸咳嗽经闭之症……是由积想伤心，心伤血耗，而月水为之先绝"。而患病后，如患者思想郁结不解，病难治愈，"妇人有病，形瘦肉脱，心中常想著一事，而百计不解者，勿治"。

本书首方融号正神丸即"治一切相思不得志之疾"，是方用二陈汤合越鞠丸加减而成。在其他方剂中，也常佐用柴胡、香附、远志、川芎等药疏肝行气、宁心解郁，体现了"病根于心"的学术思想。

4. 重视脾胃，滋其化源

脾胃为后天之本，气血化生之源，人的一切生理功能，必赖脾胃化生的水谷精微以滋养。历代中医都重视脾胃，妇科也不例外，经带胎产都以气血为基础。同时，脾又主统血，与妇科关系紧密。故李东垣指出："百病皆由脾胃衰而生也"，"夫脾胃不足，皆为血病"（《脾胃论·脾胃胜衰论》）。《景岳全书·妇人规·经脉之本》也云："故月经之本，所重在冲脉，所重在胃气，所重在心脾生化之源耳。"

《坤元是保》也非常重视脾胃在妇科疾病中的作用。如其论闭经，"有因脾虚而不能生血者，有因脾伤而反耗血者……有因兼损脾胃而血衰者"（《上卷·调经》），指出脾胃虚弱，气血乏源，阴血匮乏，则有血枯经闭。孕妇两足浮肿，有因"脾胃不实"（《上卷·胎前》），气机升降失常，水液代谢失调而作，则以绛号分气斡旋方升降脾胃气机而消肿。妇人带下，"中焦湿热，下焦虚冷，劳伤营卫包络，致秽气渗入膀胱，故流而为带……当清上实下，理脾养血，清浊既分，湿热自解"（《上卷·杂症》）。指出脾胃为湿热所困是带下的重要病机，当分清降浊、理脾养血，则湿热带下自解。"骨蒸咳嗽经闭之症……水绝伤脾，脾虚肺损，故发嗽而四肢干，肝木无可滋养，故多怒，法当养其阴血"（《上卷·杂症》）。指出脾伤不能化生气血，四肢、肝木不得荣养，则有骨蒸咳嗽经闭之病。论产后发热，有"脾胃虚损，有伤饮食而发热者"（《上卷·产后》），不得误作血虚，当健脾消食而热退。

本书收录补养脾胃方剂有夕号三白汤、寝号四君子汤、互号六君子汤等，健脾升阳方有霁号益胃升阳汤、须号补中益气汤等，健脾补气养血方有约号人参养荣汤、嘉号当归补血汤等，升降脾胃气机有绛号分气斡旋方等。

5. 经带胎产，善用四物

四物汤出自《仙授理伤续断秘方》，是从《金匮要略》胶艾汤化裁而来，为补血行血调经的基础方剂，《成方便读》曰："一切补血诸方，又当从此四物而化也。"

《坤元是保》在治疗经、带、胎、产诸疾中，广泛运用并灵活化裁四物汤，正如其云："调经、胎前、产后，悉以此方加减，真女科司总也。"（《下卷·道号四物汤》）四物加黄连、香附，名轻号六物汤，治经痛血热成紫黑块。四物加木通、麦冬、黄芩等，名照号黄芩四物汤，治孕妇暑月渴饮不止。四物加白术、黄芩、陈皮，名都号安胎饮，治孕后胎气不安腰痛及腹痛者。四物去地黄，加人参、炮姜等，曰群号增损四物汤，治产后下血过多，荣卫虚损，阴阳不和，乍寒乍热者。四物加人参、白术、陈皮、升麻，名色号调经养营汤，或曰理经汤，治疗气血不足之月经延后。四物合四君加木香、槟榔、红花、香附、砂仁等，名瑞号八物调中汤，调气补血，行气止痛，治经行而滞不尽而作痛者。四物合四君加香附、黄芩、陈皮、阿胶、柴胡、蕲艾、砂仁、升麻等，为峰号正癸汤，补气养血、清热止血，为"专治血崩之药"。四物去川芎，加人参、白术、砂仁、黄芪、续断等，名结号十圣散，治气血两虚不能养胎者。四物加蛤炒阿胶、土炒白术、地榆、川断、蒲黄等，名颖号留元散，"崩漏最甚者二剂即止"。四物加胶、艾、地榆、椿根皮等，名风号平补散，"治失血、血崩、白淋及经来血多者，并恶露去多而胞干不下者并妙，真神而平妥者也。"四物去川芎，加人参、远志、茯神、桂心、麦冬、龙齿等，名仙号茯神散，养血安神，治产后去血过多，心虚惊悸，精神恍惚，言语错乱。四物去地黄，加白术、黄芩、紫苏、陈皮、人参等，名山号八宝紫苏饮，治"子悬症及惊恐气急，血阻难产，并孕妇咳嗽者"。

6. 脉法精微，四诊合参

中医历来重视诊脉，《坤元是保》也不例外，其正文首述脉法，详细介绍了六淫外因、七情内伤、饮食劳倦、三部表里、六极绝脉以及经、带、胎、产等诸脉法。《坤元是保》认为，诊脉对于辨证用药有着重要的作用，如《上卷·经候脉》篇明确指出："然欲投药，又必先察其脉，辨外感寒热气食之有无，而后可也。"

本书在常规脉法的基础上，详细论述了经候、崩漏、带下、妊娠、生产、产后等妇人特有脉象，为妇产科专科脉法的确立作出了贡献。如其论带下脉，"脉浮则为肠鸣腹满，紧则为腹中痛，数则阴中痒痛生疮，弦则阴户掣痛"，浮、紧、数、弦诸脉明显不同于常规主病，乃带下病中具体病证的体现，具有较高的临床指导价值。

脉法精微，"玩索有得，终身用之有不能尽"，然"非神圣工巧，不可轻言"，其精微之处不是一般医者能完全掌握的。所以，本书明确告诫要四诊合参，不可不知脉而妄用："苟能由诊而得其微芒最善，若其未能，不若详问之，无失矣。""望闻问切，医家兼用，无可耻者，可耻在不知脉而妄诊。"在具体的病证中，本书时刻体现四诊合用，如《上卷·产脉》篇中云："欲产脉离经，沉细滑无根，身重体热寒且战，舌下之胎黑复青，反舌上冷子死腹，面赤舌青儿损神，唇口俱青沫频出，子母并不留其魂，面青舌赤沫不止，母死腹中儿尚生。"在诊得产脉沉细滑无根之离经后，结合问（身重、寒热）、望（舌、面、唇口）诸诊法，确定母子病情，确为经验之谈。

7. 治法多样，简便验廉

"大道至简"是中医的本真所在，《坤元是保》不拘泥于辨证汤药复方的正统治法，广泛采用膏、丸、散、丹各种剂型以及简、便、验、廉诸法，简便易行，力求实用。如《上卷·胎前》篇中有很多简便方法，治子淋，"用螺葱膏贴脐中亦善"，螺葱膏为冬葵子、滑石、栀子为末，和田螺肉、生葱捣千槌，纳脐中，物简价廉效验。治转胞，在服用门号方剂安胎的基础上，"随以手抠喉间使吐，盖欲吊起其胎也"，"若僻处不便得药，宜用一门下著地而上阁于櫈，令孕妇倒撞而睡，则胎自坠转，其溺溅出如注矣"，在明辨转胞机理的前提下，实用物理的方法治疗，简单、安全、有效。治孕妇腹中儿啼，书中记述了两种有效方法，一是"用黄连浓煎汁，令母常常呷之"，再是可用"黄豆半升许，平铺地上，令母曲腰粒粒拾之，拾毕立效"。治妊娠痛胀，"以薏苡仁煎汁饮，或用乌药五钱煎水一碗，将牛皮胶一两煎化调服"。其他篇章，也记载了不少简便验法，如《上卷·产症》篇，非常强调童便的产后功效，"童便为救命神丹，饮至弥月，百病不生"。《上卷·杂症》篇述"阴中生疮，用鲫鱼胆涂之立效；阴门肿痛，用葱白、麝香捣和，涂肿处，仍用甘菊熏洗；阴中虫蚀轻则痒，重则痛，用蛇床子、白矾煎汤熏洗"，均是临床验方、效方。

8. 预防为先，戒所不可

《素问·四气调神大论》指出："圣人不治已病治未病，不治已乱治未乱……夫病已成而后药之，乱已成而后治之，譬犹渴而穿井，斗而铸锥，不亦晚乎！"治未病是中医学对待人的生命与疾病的基本理念之一，是中医防治疾病的重要法则，历来受到重视。

《坤元是保》在论述妇人疾病与治疗的同时，处处体现治未病思想，强调妇人疾病，预防为先。如《上卷·调经》曰："经至即避风寒，禁洗浴，节食戒气，自然疾病不生，否斯至矣。"指出经期正气虚弱，抗病能力不足，要主动避免六淫、七情、饮食等各种病因的侵袭。《上卷·胎前》云："胎之成也，便当安胎，节劳抑怒，以固其怀。盖以触动内火，不能成造化之功，反能煎熬气血也。"指出过劳与恼怒对妊娠有着明显的不利影响，应当加以节制。同时指出"安胎以涵养为先，服药为次"，把预防保养放在了首要位置，并进一步详细阐述了妊娠涵养之戒，"既孕之后，所见所食，必戒其所不可，则感气正而胎气清，易产，而生子不死矣"。节饮食，即"孕后宜戒鳗、鳝、鳖、蟹、黑鱼、牛、犬、獐、兔等物，及红苋、马齿苋，并一切炙煿之物，以其有损于胎元也"。戒所不可见则"日月之食，龙挂虹现，并禽兽之交及产，并他人之产，俱不可见之，盖胎感天地之气而成，恐复感不正之气也"。

9. 明辨体质，因人而治

体质决定着发病过程中对某些致病因子的易感性和疾病发展的倾向性，对体质进行辨析，有助于掌握疾病的发生、发展，为诊断和治疗疾病提供重要的依据。《坤元是保》在辨治妇人疾病中，非常重视体质的作用。如《上卷·调经》："过期者，瘦人为血少，先宜补血，服色号，稍加桃仁、红花为生血之使。肥人为夹痰，阻滞升降而气虚矣，霭号去地黄，加参、芪。"《上卷·胎前》："肥者多痰，加半夏、陈皮；瘦者多火，加黄芩、柴胡。"《上卷·杂症》："肥人多湿痰,若口吐酸水、嘈杂咯恶者,乃湿痰之症也,宜加半夏、白术。"指出了因肥瘦体质的不同,在病理、用药方面有着明显的差异。《上卷·杂症》曰:"而人之禀受不同,虚劳小便白浊,阴藏人服橘皮煎、黄芪建中汤获效者甚众,阳藏人又非所宜服也。"对于虚劳小便白浊病,由于"阴藏人"、"阳藏人"体质的差异,治疗也明显不同。

本书学术思想丰富,以上只对其部分学术特点进行了阐述,尚有其他学术观点未作一一探讨。如其论虚劳,主张用滋养之品,反对用辛温燥热药,《上卷·杂症》曰:"盖肌肉之虚……不得粘腻滋润之物不可实也。故古方中用鹿角胶、阿胶、牛乳、鹿髓、饴糖、酥酪、杏仁,煎酒蜜人参、当归、地黄、门冬之类,盖此意也……今人治虚劳,反而用伏火金石、附子、姜、桂等燥热之药,以致藏枯血涸而危者,亦可惜也。"其论调经,要在抑气行血,《上卷·调经》曰:"贵在抑其气以行其血,血盛气衰为从,从则百病不生,孕育乃成。故调经秘诀曰,抑气行血,血盛气行,妙不容言。"其论养胎,重在补养气血,"气血有亏,胎不固矣"(《上卷·胎前》)。

当然,本书中尚有一些值得商榷的地方,如《上卷·胎脉》篇中诊脉辨男女之法:"左疾为男,右疾为女,俱疾为生二子;又得太阴脉为男,太阳脉为女……又左手沉实为男,右手浮大为女;又尺脉左大为男,右大为女,左右俱大生二子。"《上卷·胎前》篇中对生男生女的机理,也值得商榷,"胎结于一二三日者生男,盖以新血未生,精胜于血也。胎结于四五日者生女,盖以新血既生,血胜于精也。"

方名索引

总 书 目

本　草

药征

药鉴

药镜

本草汇

本草便

法古录

食品集

上医本草

山居本草

长沙药解

本经经释

本经疏证

本草分经

本草正义

本草汇笺

本草汇纂

本草发明

本草发挥

本草约言

本草求原

本草明览

本草详节

本草洞诠

本草真诠

本草通玄

本草集要

本草辑要

本草纂要

识病捷法

药征续编

药性提要

药性纂要

药品化义

药理近考

炮炙全书

食物本草

见心斋药录

分类草药性

本经序疏要

本经续疏证

本草经解要

分部本草妙用

本草二十四品

本草经疏辑要

本草乘雅半偈

生草药性备要

芷园臆草题药

明刻食鉴本草

类经证治本草

神农本草经赞

艺林汇考饮食篇

本草纲目易知录

汤液本草经雅正

神农本草经会通

神农本草经校注

分类主治药性主治

新刊药性要略大全